■ 中华医学健康科普工程 ■

宫腔镜 100 问

主　编　黄胡信　冯力民　王素敏

中华医学电子音像出版社
CHINESE MEDICAL MULTIMEDIA PRESS

北　京

图书在版编目（CIP）数据

宫腔镜100问／黄胡信，冯力民，王素敏主编.—北京：中华医学电子音像出版社，2020.12
ISBN 978-7-83005-286-7

Ⅰ.①宫… Ⅱ.①黄… ②冯… ③王… Ⅲ.①子宫疾病-内窥镜检-问题解答 Ⅳ.①R711.740.4-44

中国版本图书馆CIP数据核字（2020）第161160号

宫腔镜100问
GONGQIANGJING 100 WEN

主　　编：	黄胡信　冯力民　王素敏
策划编辑：	史仲静　周寇扣
责任编辑：	赵文羽　周寇扣
校　　对：	朱士军
责任印刷：	李振坤
出版发行：	中华医学电子音像出版社
通信地址：	北京市西城区东河沿街69号中华医学会610室
邮　　编：	100052
E-mail：	cma-cmc@cma.org.cn
购书热线：	010-51322677
经　　销：	新华书店
印　　刷：	廊坊市祥丰印刷有限公司
开　　本：	850mm×1168mm　1/32
印　　张：	3.75
字　　数：	70千字
版　　次：	2020年12月第1版　2021年5月第2次印刷
定　　价：	38.00元

版权所有　　侵权必究
购买本社图书，凡有缺、倒、脱页者，本社负责调换

《宫腔镜 100 问》编委会

主　　编　黄胡信　冯力民　王素敏
编　　者（按姓氏笔画排序）
　　　　　　马雪莲　石晓燕　史小雨　花向东　李奇迅
　　　　　　李晶华　张　奇　张　瑞　武玉萍　赵　一
　　　　　　赵　硕　侯　颖　贾柠伊

主编简介

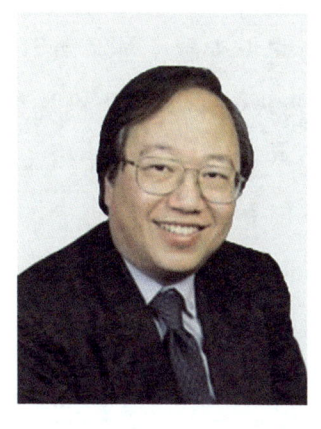

黄胡信（Felix Wong） 澳大利亚籍华人。1976年毕业于中国香港大学，并在英国、澳大利亚、新加坡等地接受毕业后深造，获得中国香港大学内外全科医学学士学位、中国香港中文大学医学博士学位及新加坡大学妇产专科硕士学位；历任2所外科学院院士。擅长妇科肿瘤、内镜手术、妇女健康和医院管理。曾任澳大利亚新南威尔士大学妇产科教授，以及澳大利亚西悉尼大学、诺特丹姆大学，中国中山大学中山医学院、南方医科大学、山东省医学科学院、汕头大学、山东大学医学院、扬州大学医学院、首都医科大学、北京协和医学院等多所医学院校的客座教授或名誉教授；悉尼利物浦医院妇女卫生业务部医疗主任，以及多家母婴医院和儿童医院的名誉顾问；《中国微创外科杂志》《实用妇产科杂志》《中华妇产科杂

志》、Journal of Obstetrics and Gynaecology Reasearch、Journal of Gynaecology and Minimully Invasive Therapy 等杂志常务编委或编委。现任新南威尔士大学妇产科客座教授、世界华人医师协会妇产科医师分会副会长、中国及亚太地区微创妇科肿瘤协会（CA-AMIGO）主席及中国-澳大利亚-亚太地区微创妇科论坛创会主席。为每年举办1次的微创妇科论坛做出极大贡献，为亚太国家的医疗教育做出了巨大贡献，每年为亚太地区国家提供10余个供国外医师在澳大利亚深造的机会。近25年来，参加和组织了百余次医学会议，多次被邀请作为特邀会议讲者。2003年获中国广东省外国专家局颁发的"广东友谊奖"，2005年获 Evaluation Committee of Endoscopics Award 颁发的"内镜专家奖"和中华医学会妇产科学分会内镜学组颁发的"医疗大使奖"，2006年获越南胡志明市人民委员会颁发的"胡志明市徽章奖"，2009年获中国科学技术部和国家科学技术奖励办公室颁发的"恩德思医学科学技术杰出成就奖"，2017年获中国医师协会妇产科医师分会颁发的"林巧稚杯"奖和亚太妇产科内镜及微创治疗协会（The Asia-Pacific Association for Gynecologic Endoscopy and Minimally Invasive Therapy，APAGE）颁发的"终身成就奖"，2018年获欧洲妇科内镜学会颁发的"卓越贡献奖"。主编医学著作4部，发表论文180余篇。2010年，他从澳大利亚回中国香港私人执业，依然大公无私地为年轻一代提供医学教育支持。

主编简介

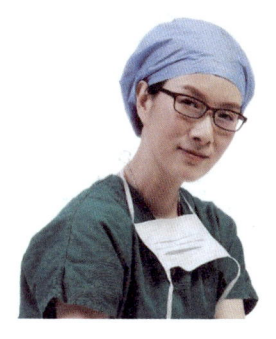

冯力民 主任医师，教授。擅长宫腔镜手术、腹腔镜手术、盆底功能障碍性疾病、子宫颈病变、妇科恶性肿瘤及妇科内分泌疾病的治疗。首都医科大学附属北京天坛医院妇产科主任，中国医师协会妇科微创技术专业委员会宫腔镜学组组长，中国妇幼保健协会妇幼微创专业委员会宫腔镜学组主任委员，北京女医师协会常务理事，白求恩公益基金会管理委员会副主任委员，中华医学会妇科肿瘤学分会常务委员，中国医疗保健国际交流促进会腔镜内镜外科分会常务委员，海峡两岸医药卫生交流协会海西微创无创专家委员会常务委员，中国优生科学协会生殖道疾病诊治分会常务委员，北京医学会医学科普分会常务委员，北京医学会妇产科学分会第十三届委员会常务委员，中国医疗器械行业协会妇产科专业委员会常务委员，北京市住院医师规范化培训专业委员会

妇产专业委员。担任《中国妇产科临床杂志》《中国微创外科杂志》《首都医科大学学报》《国际妇产科杂志》《中国计划生育和妇产科》《中华腔镜外科杂志（电子版）》等期刊编委。

主编简介

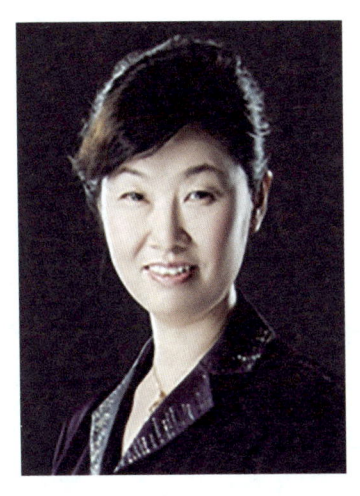

王素敏 主任医师，硕士研究生导师。擅长妇科内镜手术，从业 32 年。现任南京市妇幼保健院（南京医科大学附属妇产医院）临床技能培训中心主任，南京市妇幼保健院四级妇科内镜技术培训基地主任；兼任中华医学会妇产科学分会内镜学组委员，中国医师协会妇产科医师分会第二届委员及微创技术专业委员会宫腔镜学组委员，中国医师协会内镜医师分会妇科内镜专业委员会常务委员，中国妇幼保健协会妇幼微创分会宫腔镜学组副主任委员，中国中医药研究促进会中西医结合妇产与妇幼保健分会常务委员，江苏省中西医结合学会生殖医学专业委员会副主任委员，江苏省医学会妇产科学分会妇科内镜学组副组长；担任《中国计划生育和妇产科》杂志编辑委员会第二届委员，

《微创妇科杂志》(中国版)编辑委员会第一届委员,《中国微创外科杂志》编辑委员会第五届常务委员,《中国内镜杂志》编辑委员会委员等。

内容提要

《宫腔镜100问》是中华医学健康科普工程系列丛书之一，由本领域权威专家黄胡信教授、冯力民教授、王素敏教授组织多位临床经验丰富的妇科医师，融入自己丰富的临床经验和成果撰写而成。本书是一本关于宫腔镜诊治基础的科普书籍，围绕100个宫腔镜诊治基础的常见问题进行阐述，包括宫腔镜简介、宫腔镜手术的术前准备、宫腔镜手术与麻醉、子宫内疾病的宫腔镜诊治、特殊类型的宫腔镜手术、宫腔镜手术并发症等。本书实用性强，可供年轻的妇产科医师、护士及其他专业的医护人员参阅，以指导其工作。

前　言

宫腔镜发明至今已有百余年的历史，已经成为现今妇科疾病诊治当中不可缺少的诊疗技术。20世纪80年代，夏恩兰教授将宫腔镜诊治医学技术淋漓尽致地发展在妇科领域，为某些妇科疾病的诊治带来根源性的改变。随着时代的发展，宫腔镜技术逐渐普及至全国，宫腔镜手术类型也变得多种多样。现有的宫腔镜诊治指南大多数仍处于探索阶段，各地方对于各类疾病的诊治方法不尽相同，加之宫腔镜培训开展较少，甚至有些地方对于宫腔镜较为基础的概念仍不甚了解，导致宫腔镜相关致死性并发症的发生，不仅令人惋惜，还使得宫腔镜技术的开展受到阻碍。

本书选取最具代表的100个宫腔镜相关的问题，结合作者们多年丰富的临床经验，以问答的形式，对临床工作中各位同道的一些疑问做出科学的解答。本书可供妇产科医师、护士及其他专业医护人员参阅，以便更深入地了解宫内疾病的相关治疗手段及正确掌握宫腔镜技术。

在此感谢广大读者的厚爱，希望广大读者能够提出宝贵意见和建议，以使本书再版时能够更上一层楼，更好地满足大家的学习和工作需要。

冯力民
2020 年 7 月

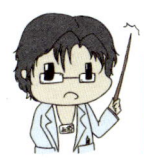

目 录

第1章　宫腔镜简介 …………………………………… 1
  1　什么是宫腔镜? ………………………………… 1
  2　宫腔镜的设备与器械有哪些? ………………… 2
  3　如何做宫腔镜检查? …………………………… 4
  4　宫腔镜的组成和拆装方法如何? ……………… 5
  5　宫腔镜的适应证有哪些? ……………………… 6
  6　宫腔镜检查术及手术禁忌证有哪些? ………… 6
  7　宫腔镜检查灌流液如何选择? ………………… 7
  8　如何控制灌流液的用量? ……………………… 8
  9　宫腔镜检查和手术灌流液的压力与流速如何选择? …… 9

第2章　宫腔镜手术的术前准备 ……………………… 10
  10　宫腔镜术前如何进行子宫颈准备? ………… 10
  11　宫腔镜患者术前预处理方法有哪些? ……… 11
  12　哪些患者需要术前预处理? ………………… 11
  13　怎样选择宫腔镜手术时机? ………………… 12

第3章　宫腔镜手术与麻醉 …………………………… 13
  14　宫腔镜手术如何选择麻醉方式? …………… 13

15	宫腔镜手术中需要监测什么指标?	13
16	宫腔镜手术操作方式有哪些?	14
17	宫腔镜的术式有哪些?	15
18	宫腔镜手术怎样分级?	16
19	超声在宫腔镜手术中有哪些作用?	17
20	宫腔镜与腹腔镜联合诊治的适应证与禁忌证有哪些?	18
21	宫腔镜的术后护理需要注意什么?	19
22	宫腔镜术后出血一般持续多长时间?	19

第4章 子宫内疾病的宫腔镜诊治 20

一、子宫内膜息肉 20

23	什么是子宫内膜息肉?	20
24	子宫内膜息肉有哪些临床表现?	21
25	宫腔镜下子宫内膜息肉有哪些表现?	21
26	子宫内膜息肉的治疗方法有哪些?	22
27	子宫内膜息肉的手术治疗指征包括哪些?	23
28	子宫内膜息肉是否会恶变?息肉恶变该怎样处理?	23

二、子宫平滑肌瘤 24

29	子宫肌瘤有哪些分型?	24
30	宫腔镜下不同类型子宫肌瘤的表现有什么不同?	25
31	子宫黏膜下肌瘤有哪些临床表现?	27
32	子宫黏膜下肌瘤该怎样治疗?	27
33	子宫黏膜下肌瘤的宫腔镜手术技巧如何?	28
34	宫腔镜治疗子宫肌瘤的指征有哪些?	31

35	宫腔镜下子宫肌瘤电切术后如何处理？	31
36	多发黏膜下肌瘤行宫腔镜电切除术一次切净是否易造成子宫腔粘连？	32
37	怎样预防宫腔镜电切除术术后子宫腔粘连？	33

三、子宫腔粘连 ... 33

38	子宫腔粘连有哪些表现？	33
39	子宫腔粘连如何分类？	34
40	子宫腔粘连患者做宫腔镜手术时有什么术中操作难点？	35
41	宫腔镜下分离粘连有哪些注意事项？	36
42	子宫腔粘连患者围术期的综合管理治疗有哪些？	37
43	子宫腔粘连术后妊娠的概率有多大？	39

四、子宫内膜癌 ... 40

44	能仅通过宫腔镜从而诊断子宫内膜癌吗？	40
45	如何区分子宫内膜癌与正常内膜组织？	41
46	宫腔镜下非典型增生内膜有哪些特点？	42
47	可疑子宫内膜癌的患者可以做宫腔镜检查吗？癌症会转移吗？	43
48	子宫内膜癌患者做宫腔镜检查时有哪些注意事项？	43
49	检查中内镜窄带成像术模式如何使用？	44
50	内镜窄带成像术适用于何种子宫腔病变？	45
51	子宫内膜癌在内镜窄带成像术下表现有哪些？	46
52	与单纯宫腔镜检查相比，内镜窄带成像术发现子宫内

	膜癌的检出率可提高多少?	46
53	内镜窄带成像术发现子宫内膜癌的符合率是多少?	47

五、子宫畸形 ... 47

54	什么是 Robert 子宫?	47
55	Robert 子宫的宫腔镜手术要点是什么?	49
56	宫腔镜下子宫纵隔切除术有哪些适应证?	50
57	宫腔镜下哪些子宫形状是正常的?	51
58	宫腔镜下如何行完全子宫纵隔切除术?	53
59	宫腔镜下纵隔电切术的注意事项有哪些?	56
60	如何避免子宫纵隔电切术后粘连?	57
61	子宫纵隔切除术后为什么要进行二次探查?	58
62	所有子宫畸形都可以通过宫腔镜治疗吗?子宫畸形如何分类?	58

六、胚物残留 ... 61

63	宫腔镜治疗胚物残留有哪些适应证?	61
64	宫腔镜治疗胚物残留有哪些禁忌证?	61

七、剖宫产瘢痕憩室 ... 62

65	什么是剖宫产瘢痕憩室?	62
66	剖宫产瘢痕憩室有什么临床表现?	62
67	宫腔镜治疗剖宫产瘢痕憩室有哪些适应证?	63
68	剖宫产瘢痕憩室应用宫腔镜治疗的原理是什么?有哪些优势?	63

第5章　特殊类型的宫腔镜手术 ·········· 65

一、第一代子宫内膜去除术 ·········· 65

69　什么是子宫内膜去除术? ·········· 65
70　子宫内膜去除术有哪些适应证? ·········· 66
71　子宫内膜去除术有哪些禁忌证? ·········· 67
72　子宫内膜去除术有什么操作技巧? ·········· 67
73　子宫内膜去除术的手术深度及范围如何? ·········· 68
74　子宫内膜去除术安全吗? ·········· 69
75　子宫内膜去除术有哪些近期及远期并发症? ·········· 70

二、第二代子宫内膜去除术 ·········· 71

76　第二代子宫内膜去除术包括哪些? ·········· 71
77　第二代子宫内膜去除术优缺点包括哪些? ·········· 72
78　诺舒有哪些手术适应证? ·········· 72
79　诺舒的破坏深度如何? ·········· 73
80　诺舒适用的子宫腔深度如何? ·········· 74
81　诺舒可用于治疗子宫内膜不典型增生吗? ·········· 74
82　诺舒子宫内膜剥除术会导致子宫腔粘连吗? ·········· 74

三、其他的宫腔镜技术 ·········· 75

83　宫腔镜辅助子宫颈冷刀锥切的方法及优势如何? ·········· 75
84　宫腔镜应用于宫内节育器取出困难时的优势如何? ·········· 76
85　宫腔镜下能做绝育手术吗? ·········· 77
86　新型宫腔镜刨削系统的原理是什么? ·········· 78
87　新型宫腔镜刨削系统有手术禁忌证吗? ·········· 79

88	新型宫腔镜刨削系统有哪些手术适应证?	80

第 6 章　宫腔镜手术并发症 …………………………… 81

89	什么是阴道内镜技术?	81
90	阴道内镜技术的适用人群有哪些?	82
91	宫腔镜易出现并发症的高危因素有哪些?	84
92	宫腔镜手术容易出现哪些并发症?	85
93	宫腔镜手术并发症如何预防?	85
94	宫腔镜术后并发症的处理方式如何?	87
95	什么是经尿道前列腺切除综合征?	89
96	经尿道前列腺切除综合征有哪些预防措施?	89
97	经尿道前列腺切除综合征有哪些监测措施?	90
98	经尿道前列腺切除综合征有哪些治疗方法?	91
99	什么是空气栓塞?	92
100	空气栓塞有哪些诊断方法?	93

第1章

宫腔镜简介

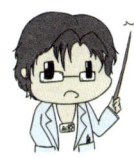

1 什么是宫腔镜？

宫腔镜是利用一整套照明、成像、动力能源体系，在膨开子宫腔的状态下进行子宫腔内疾病诊治的内镜系统，是一项新的微创性妇科诊疗技术，出现至今已有 100 余年历史。近 20 年来，宫腔镜的应用得到了突飞猛进的发展。宫腔镜器械的不断改进使其外鞘（图 1-1）从 5.0 mm 减小到 3.5 mm，甚至到 2.5 mm，

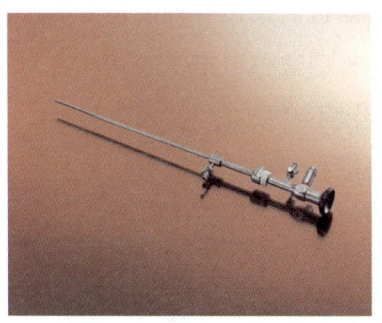

图 1-1　宫腔镜检查镜

大大减轻了患者扩张子宫颈口时的痛苦,使患者更易耐受,这些优点使宫腔镜列入日常门诊检查项目,其高分辨率的图像不仅能发现子宫内大的病灶,如息肉、肌瘤、畸形、粘连、异物等,还能显示微小的组织变异,如局限性内膜增厚、血管畸形、输卵管开口粘连等。

2 宫腔镜的设备与器械有哪些?

宫腔镜根据其用途分为宫腔镜检查设备和宫腔镜电切设备(图1-2)。因为检查设备主要用于诊断,由照明系统、成像系统、膨宫灌流系统等组成,如果设备带有动力能源系统,则具备电切、电凝功能。如果配备的是激光设备,宫腔镜则可用激光进行子宫腔内组织的切割。

宫腔镜检查镜器械简单,各种设备终端接头多合成在一个手柄中,不需拆分。根据宫腔镜镜体的状况分为软性宫腔镜和硬性宫腔镜。软性宫腔镜不容易掌控,因其外径小,不需扩张阴道或扩宫,常用于绝经期或青春期的女性。硬性宫腔镜比较常用,可进行常规等离子消毒,外径为2.5~6.6 mm,可以满足临床的各种需求,并可做简单的剪切、异物取出等操作。

宫腔镜电切镜根据能源设备的不同可分为单极电切镜和双极电切镜,两者之间的区别在于电流回路不同,而镜体、手柄、内

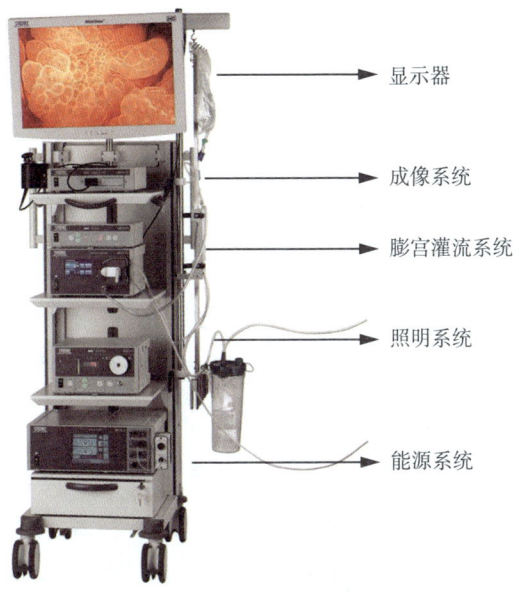

图1-2 宫腔镜设备

鞘和外鞘等均无明显差别。操作上需要注意：单极电切镜使用葡萄糖溶液等非电解质溶液，在术前要贴好电极片，否则电流无回路，电切和电凝的作用无法产生；而双极电切镜电流回路在切割电极的两端无须贴电极片，使用0.9%氯化钠溶液等含有电解质的溶液膨宫。

3 如何做宫腔镜检查？

对于需要行宫腔镜诊治的患者，一般选择在患者月经干净后3~7天进行操作。患者排除检查禁忌后，排空膀胱，取膀胱截石位，消毒外阴、阴道、子宫颈，常规铺无菌巾，同时安装好宫腔镜设备及器械。行宫腔镜检查时患者一般能耐受疼痛，无须麻醉，如需要麻醉，可以根据患者情况选择麻醉方式。行常规妇科检查，了解子宫位置及大小。子宫颈钳夹持子宫颈前唇后探查子宫腔大小，用扩宫条扩张子宫颈到黑格尔7号（注意仅扩张子宫颈，不要用力将扩条探到子宫底），打开膨宫灌流系统，排空管道中的空气，看到宫腔镜前方有膨宫液流出后，再沿子宫颈管小心缓慢置入宫腔镜。膨宫液的压力由器械护士预先设置，每个厂家设置不同，压力可能不同。在手术操作过程中，可以适当调节膨宫液压力使子宫腔充分充盈，光源的亮度也可调节到视野足够明亮。操作者移动镜体，并按自己熟悉的顺序对子宫腔进行全面观察。顺行性检查是指先检查子宫底和输卵管开口，再查子宫腔前、后、左、右、侧壁，最后检查子宫颈管。逆行性检查是指从子宫颈管处开始检查，不断深入子宫腔观察子宫腔前、后、左、右、侧壁，最后观察子宫底和输卵管开口。术中需要仔细观察子宫腔内有无粗糙不平、溃疡、肿物突起、血管充盈或出血点。可疑处取活组织送病理检查。

4 宫腔镜的组成和拆装方法如何？

宫腔镜的检查镜常合成一体，目镜直接与摄像适配器相接，手柄一般与光源相接，膨宫液由输液管连接到把柄上方的入水口，2个入水口中间有个操作孔道，可由此更换子宫腔内的浑浊液体，也可由此插入宫腔镜手术的微型器械，如微型抓钳、微型剪刀、输卵管导管等进行子宫腔内的操作及输卵管插管治疗。

宫腔镜电切镜由光学视管、操作手架、外鞘、内鞘和闭孔器组成，并由精密的扣锁从细到粗紧密连接成"手枪状"，每个组件均有一些与不同设备连接的连接器。外鞘上有出入水的连接孔，内鞘可与闭孔器扣合，连接好后可以便于镜体顺利置入子宫颈。手柄上有连接能源设备的插口及光源接头，在光学视管连接好以后，可以插入各种电极，并能被操作者舒适地握于手掌。操作时，插好闭孔器的内外鞘进入子宫腔后，将闭孔器取出即可顺利装好操作手架进行操作。光学视管的目镜端与摄像机适配器连接，通过正确安装，操作者可以在显示器上看到子宫腔内的情况并进行操作。

连接好的器械按照安装程序进行反向的操作即可拆除。

5 宫腔镜的适应证有哪些？

宫腔镜的适应证主要包括：①异常子宫出血、阴道排液、经期腹痛等症状；②异常子宫腔内影像学所见；③不孕症（包括不孕和复发性流产）；④异常子宫腔吸片细胞学检查所见或异常子宫内膜病理组织学所见；⑤长期激素作用下子宫内膜的宫腔镜检查；⑥评估子宫肌瘤的手术方式；⑦子宫内膜癌的分期；⑧子宫腔操作术后再次行宫腔镜探查。

6 宫腔镜检查术及手术禁忌证有哪些？

宫腔镜检查术（图1-3）及手术无绝对禁忌证，但有相对禁忌证，包括：①全身或生殖道感染急性期，包括生殖系统结核未经抗结核治疗者；②严重的内、外科疾病导致难以耐受手术及麻醉者；③大量活动性子宫出血；④近期曾发生子宫穿孔者；⑤子宫曲度过大或子宫腔过度狭小，宫腔镜无法置入子宫腔者；⑥子宫颈瘢痕或质硬难以扩张者；⑦已明确诊断为子宫颈浸润癌或子宫内膜癌者；⑧子宫腔过大、过深，子宫腔长度>12 cm者。

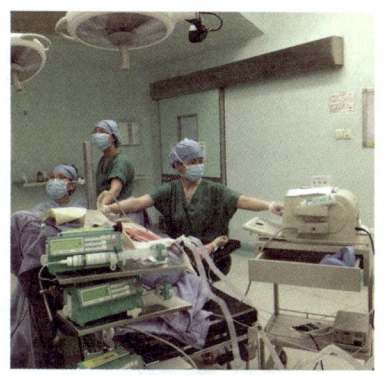

图1-3 医生在B超监视下行宫腔镜检查

7 宫腔镜检查灌流液如何选择？

宫腔镜检查灌流液可选择等渗非电解质溶液或电解质溶液，单极电切宫腔镜灌流液选择等渗非电解质溶液，双极电切宫腔镜灌流液选择等渗电解质溶液。常用的非电解质溶液有：1.5%甘氨酸、5%甘露醇、3%山梨醇、5%葡萄糖（图1-4）及Cytol溶液等。常用电解质溶液为0.9%氯化钠溶液。

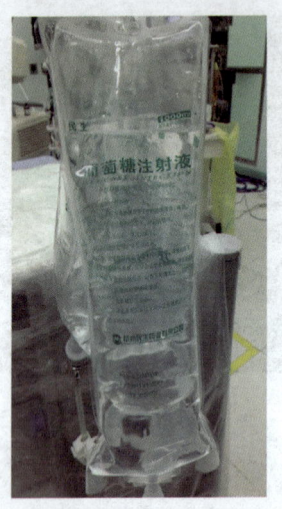

图1-4　5%葡萄糖溶液作为灌流液使用

8 如何控制灌流液的用量？

灌流液，尤其是非电解质类的液体，一旦过多地进入体内，将会导致经尿道前列腺切除综合征，严重者甚至危及患者生命。一般来说，宫腔镜检查操作时间短，液体进入量少，相对安全（但是对于不熟练的操作者，仍然要由专人监控液体的出入量）。对于宫腔镜电切手术，建议进行严格的灌流液监控。使用自黏塑料贴膜贴患者外阴，便于收集手术中自子宫颈流出的液体，由专人监控液体出入量，并监督操作者手术时间，如手术时间超过1小时，或者出入量之差>1000 ml，嘱术者尽快完成操作，必要时立即停止手术。为了减少术中患者子宫腔对灌流液的吸收，应采取相应的子宫颈和子宫内膜预处理，预处理良好的子宫颈比较松弛，利于器械出入，薄的子宫内膜有利于术中对病灶的观察，有利于手术顺利进行。术中注意保持子宫腔压力≤100 mmHg或小于平均动脉压。操作中注意观察切除后的子宫腔，如有火山喷口一样的血液流出，提示已经切到子宫肌壁，应尽快止血，避免对子宫肌壁破坏过深，导致灌流液经开放的血管被膨宫压力逼入体内。

9 宫腔镜检查和手术灌流液的压力与流速如何选择？

宫腔镜检查和手术一般入水压力设定为10~15 kPa，流速设定为200~300 ml/min，每个厂家宫腔镜的预设值可能不同，术中可以根据实际情况适当增减。

（花向东　张　奇）

第 2 章 宫腔镜手术的术前准备

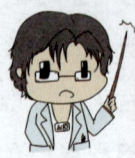

10 宫腔镜术前如何进行子宫颈准备？

术前有多种方法可以软化子宫颈：①术前 1 小时放置子宫颈扩张器扩张子宫颈直至 8 号扩张棒自由进出；②术前 30 min 肌内注射间苯三酚（一种特异性平滑肌松弛药）40 mg（用于宫腔镜检查术）或 80 mg（用于宫腔镜电切术）。宫腔镜操作前用扩张棒逐号进行子宫颈扩张（图 2-1）。

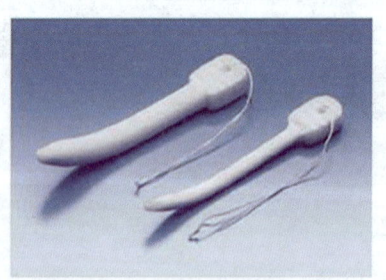

图 2-1　高分子子宫颈扩张棒

11 宫腔镜患者术前预处理方法有哪些?

(1) 子宫内膜预处理:①药物预处理。促性腺激素释放激素激动药(GnRH-α)或孕三烯酮等,使用2~3个月,抑制子宫内膜增生,薄化子宫内膜。②机械性预处理。术中负压吸宫,薄化子宫内膜(不孕症及宫腔粘连者慎用)。

(2) 子宫肌瘤预处理:对于肌瘤直径≥4 cm的Ⅰ型和Ⅱ型黏膜下肌瘤及肌壁间内突肌瘤,以及黏膜下肌瘤合并严重贫血者,应用GnRH-α治疗2~3个月,使肌瘤和子宫体积缩小,纠正贫血。

(3) 子宫腔粘连预处理:子宫腔粘连的患者月经量随病情严重程度不同,常表现为月经量少,甚至闭经,为了让手术后子宫腔内有足够多的内膜岛生长,可以在术前短期口服雌激素,使子宫腔内仅存的少量内膜生长,再做手术可以提高术后子宫腔修复成形的成功率。

12 哪些患者需要术前预处理?

所有即将进行宫腔镜操作的患者术前均须进行子宫颈预

处理。

对于子宫内膜的预处理则视手术需要酌情选择：对于子宫内膜过厚、子宫肌瘤过大和贫血严重的患者，如果影响手术操作或安全，建议术前预处理后再进行手术，以保证手术的效果和患者安全。而子宫腔粘连患者，如月经量极少，亦可口服少量雌激素刺激子宫内膜生长后再手术。

13 怎样选择宫腔镜手术时机？

宫腔镜手术应选择在早卵泡期实施，即月经干净1周内，此时子宫内膜较薄，视野相对开阔，便于手术操作。术前已进行药物预处理的患者，完成预处理后即可进行宫腔镜手术。

（花向东　张　奇）

第3章

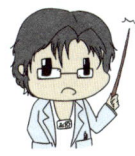

宫腔镜手术与麻醉

14 宫腔镜手术如何选择麻醉方式？

（1）子宫颈管黏膜表面麻醉：适用于宫腔镜检查或子宫腔内病变活检等小型宫腔镜手术。

（2）静脉麻醉：适用于比较简单的宫腔镜手术。

（3）硬膜外或区域阻滞麻醉：适用于各类宫腔镜手术，特别是子宫腔内病变复杂，需要较好地松弛子宫颈，如直径>4 cm 的Ⅰ型和Ⅱ型黏膜下肌瘤等。

（4）全身麻醉：主要适用于宫腔镜联合腹腔镜手术。

15 宫腔镜手术中需要监测什么指标？

宫腔镜手术中需要注意监视仪器是否正常运转（图3-1），

严密观察患者的生命体征，监测膨宫液的负欠量（入水量－出水量），同时还要注意术中患者的出血量和手术时间，防止水中毒、低钠血症及子宫穿孔等并发症的发生，确保手术安全。

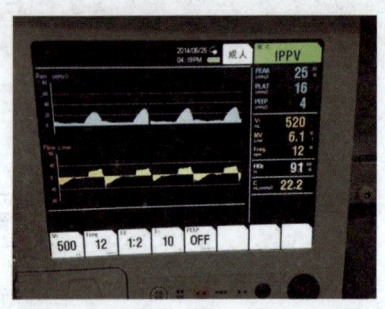

图 3-1 宫腔镜手术中的麻醉监测

16 宫腔镜手术操作方式有哪些？

宫腔镜检查可以用微型器械进行简单操作，包括微型剪切病灶及微型钳钳夹异物等。

宫腔镜电切手术可以在电能的作用下进行子宫腔内组织的切割、凝固、汽化等。操作的手法包括以下 4 种：①顺行切割，是指从子宫腔底部向子宫颈口方向的切割操作。这种操作能切除已知部位的组织，比较安全。常用于子宫黏膜下肌瘤（图 3-2）、子宫内膜息肉、子宫腔四壁内膜、不全纵隔的切割。②逆行切割，是指从子宫颈口向子宫腔底部方向的切割操作。这种操作须在B超监测下进行，常用于分开严重粘连的子宫腔，如果鲁莽操作，易引起子宫穿孔。③横行切割，是指从一侧子宫角切向另一侧子宫角的切割操作。可以从左向右，也可从右向左切割。常用于子宫内膜切除术中切除子宫腔底部的内膜。④垂直切割，是指垂直方向的切割操作，也常用于子宫腔底部的内膜切割，可根据手术者的习惯进行。

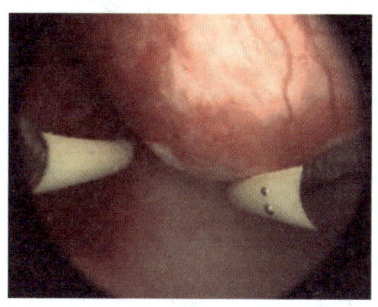

图 3-2　宫腔镜下 Ⅱ 型子宫黏膜下肌瘤的切除

17　宫腔镜的术式有哪些？

宫腔镜术式主要有：宫腔镜子宫内膜切除术（transcervical resection of the endometrium，TCRE）、宫腔镜子宫黏膜下肌瘤切除术（transcervical resection of myoma, TCRM）、宫腔镜子宫纵隔切除术（transcervical hysteroscopic resection of septum, TCRS）、宫腔镜宫腔粘连切除术（transcervical resection of adhesions, TCRA）、宫腔镜宫腔内异物取出术（transcervical removal of foreign body, TCRF）、宫腔镜子宫内膜息肉切除术（transcervical resection of polyp, TCRP）、宫腔镜子宫颈病灶电切术（transcerlical resection of cervical lesion, TCRC）、宫腔镜子宫壁切开术（transcervical uterine incision, TCUI）、宫腔镜下子宫内膜活检（transcervical hysteroscopic resection of biopsy, TCRB）。

18 宫腔镜手术怎样分级？

宫腔镜手术分为以下4级。

(1) 一级手术：宫腔镜检查术；宫腔镜定位活检。

(2) 二级手术：0型黏膜下肌瘤、直径<3 cm的Ⅰ型黏膜下肌瘤切除术；子宫内膜息肉切除术；子宫颈管赘生物切除术；子宫内游离异物取出术。

(3) 三级手术：子宫腔中度粘连切除及修复术；Ⅰ型黏膜下肌瘤（3 cm≤直径<5 cm）切除术；残留异物切除或取出术；宫内异物切除或取出术；选择性输卵管间质部插管术。

(4)四级手术:重度子宫腔粘连分离术;Ⅱ型黏膜下肌瘤及壁间内突肌瘤切除术;直径≥5 cm的Ⅰ型黏膜下肌瘤切除术;多发性黏膜下肌瘤切除术;先天性生殖道畸形矫治术;特殊部位(子宫颈、子宫角、剖宫产切口瘢痕部位)妊娠物去除术;宫内节育器断裂、嵌顿、迷失或复杂宫内异物取出术;子宫内膜切除术;剖宫产切口憩室修复术。

19 超声在宫腔镜手术中有哪些作用?

超声可引导宫腔镜行进和切割方向,实时监护手术过程(图3-3),观察切割深度,防止子宫穿孔,最大限度地提高手术成功率,减少并发症的发生。手术结束时如出血多,可引导子宫腔放置球囊进行压迫止血。

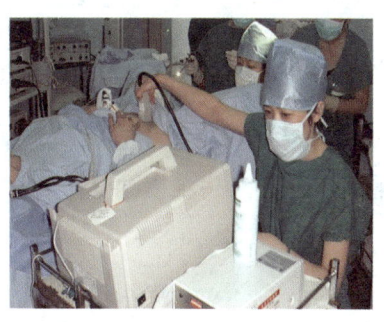

图3-3 宫腔镜手术中B超监护

20 宫腔镜与腹腔镜联合诊治的适应证与禁忌证有哪些？

（1）适应证：不孕症；子宫畸形矫正（纵隔子宫、双角子宫、单角子宫、残角子宫等）；困难的子宫黏膜下肌瘤切除（Ⅱ型黏膜下肌瘤或壁间内凸肌瘤等）；复杂的节育环异位；剖宫产瘢痕憩室、子宫腔及腹腔联合病变（图3-4）等。

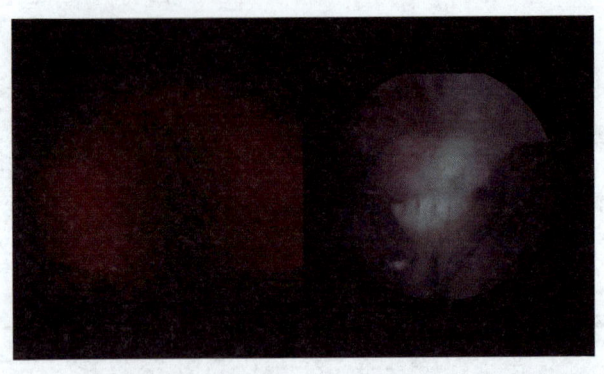

图3-4 子宫纵隔切除术后宫、腹腔镜联合观察透光试验

（2）禁忌证：生殖道感染急性期，包括生殖系统结核未经抗结核治疗者；严重的内外科疾病难以耐受手术和麻醉者。

21 | 宫腔镜的术后护理需要注意什么？

术后护理需要注意：密切观察患者的血压、脉搏及体温等生命体征的变化；患者自觉不适症状；观察阴道出血、流液、腹痛、排尿等情况，及时发现子宫穿孔、经尿道前列腺切除综合征等并发症的发生，并迅速处理。

22 | 宫腔镜术后出血一般持续多长时间？

宫腔镜术后出血一般持续1周左右，如出血超过半个月，建议前往医院就诊。

（花向东　张　奇）

第4章 子宫内疾病的宫腔镜诊治

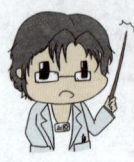

一、子宫内膜息肉

23 什么是子宫内膜息肉？

子宫内膜息肉（图4-1）是常见的子宫疾病，是炎性子宫内膜局部血管和结缔组织增生形成息肉状赘生物凸入子宫腔内所致。息肉大小、数目不一，多位于子宫体部，借助细长蒂附着于子宫腔内壁，临床主要表现为经期延长和月经量增多。

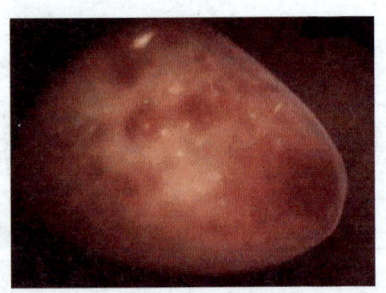

图4-1 子宫内膜息肉

24 子宫内膜息肉有哪些临床表现？

（1）子宫内膜息肉临床上一般无症状，单发的较少见。

（2）多发性、弥漫型者常出现月经量过多、经期延长或不规则阴道出血。巨大息肉或凸出于子宫颈的息肉，常继发感染、坏死而引起阴道不规则出血及伴有恶臭的血性分泌物。

（3）可导致不孕。

（4）可出现绝经后阴道出血。

（5）妇科检查子宫稍大，如子宫内膜息肉蒂长者在子宫颈口可观察到或触及肿块。

25 宫腔镜下子宫内膜息肉有哪些表现？

子宫内膜息肉缺乏典型和恒定的表现，宫腔镜检查可见息肉从子宫腔的任何部位、任何角度凸出生长。可单发（图4-2），也可多发（图4-3），外观比较柔软，色泽类似于周围的内膜。子宫内膜息肉直径多为0.2~3.0 cm，大而多者可充满子宫腔。子宫内膜息肉形状可以为卵圆形、舌状，亦可有三角形、圆锥形或不规则形。多数息肉有蒂，有的细而长，有的宽而短，偶有表面坏死而呈现紫褐色。

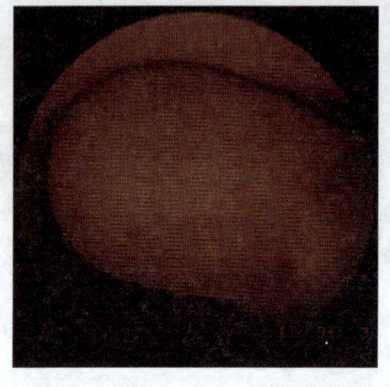 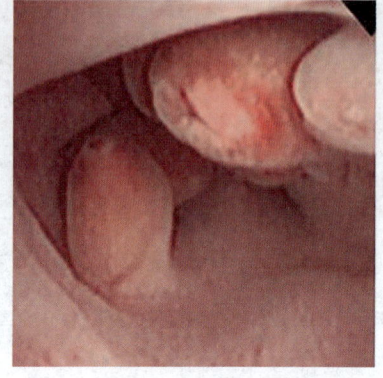

图 4-2 宫腔镜下单发子宫内膜息肉　　图 4-3 宫腔镜下多发子宫内膜息肉

26 子宫内膜息肉的治疗方法有哪些？

子宫内膜息肉治疗以手术切除为主。如伴发炎症时，先要控制感染，炎症控制后再行手术。如有出血，则以止血为主。

更年期前后患子宫内膜息肉的患者，要密切关注术后病理检查，如有恶变征象，须尽早采取治疗措施。本病易复发，手术后应定期复查，每3个月复查1次。

27 子宫内膜息肉的手术治疗指征包括哪些？

子宫内膜息肉是否需要手术治疗，需要考虑以下4个方面：
(1) 患者的临床症状、息肉的大小。
(2) 恶变的风险。
(3) 是否影响生育（排除其他因素）。
(4) 是否合并其他疾病。

28 子宫内膜息肉是否会恶变？息肉恶变该怎样处理？

研究表明子宫内膜息肉会发生癌变。大多数子宫内膜息肉为良性病变，有少数可发生恶变（图4-4），但也不能因此掉以轻

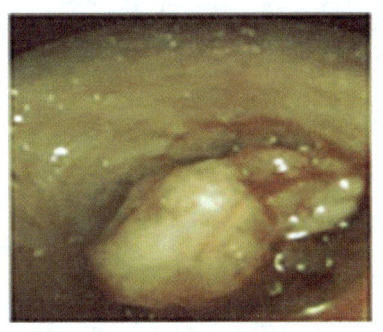

图4-4 子宫内膜息肉恶变

心,年龄越大,发生癌变的概率越高。资料数据显示,年轻女性子宫内膜息肉的恶变率为 0.5%~1.0%,更年期和绝经期女性子宫内膜息肉的恶变率可达 10%~15%。一旦明确子宫内膜息肉恶变,与子宫内膜癌一样,需要进行全面的检查和制订个性化手术方案,明确手术分期和恶性程度分级,并制订相应的治疗程序。

二、子宫平滑肌瘤

29 子宫肌瘤有哪些分型?

根据子宫肌瘤生长的部位不同,可分为以下 4 类。

(1) 肌壁间肌瘤:子宫如同房子,而且墙壁很厚,顾名思义,肌壁间肌瘤就是长在墙内的肌瘤,临床上最常见,占 60%~70%。

(2) 浆膜下肌瘤:凸向子宫墙外的肌瘤,约占 20%。

(3) 黏膜下肌瘤:凸向房间内的肌瘤,约占 10%。常有蒂与子宫相连,如蒂长可脱出于阴道内。

欧洲宫腔镜学会将黏膜下肌瘤分为 3 型(图 4-5):

0 型,肌瘤全部位于子宫腔内,未累及肌层;

Ⅰ型,肌瘤大部分凸向子宫腔,累及肌层的体积<50%;

Ⅱ型,肌瘤小部分凸向子宫腔,累及肌层的体积>50%。

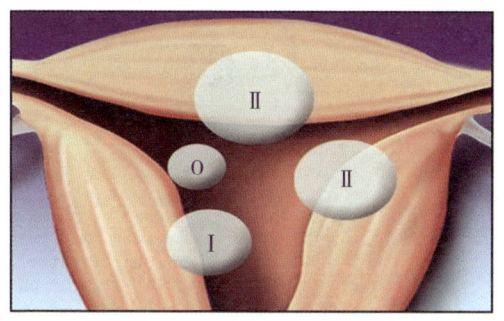

图 4-5　黏膜下肌瘤分型示意图

（4）子宫颈肌瘤：较少见，子宫颈肌瘤在子宫颈部位生长，因生长部位低，可嵌顿于盆腔内，产生压迫症状，手术切除困难，易损伤输尿管、膀胱。

子宫肌瘤常为多发性，并且以上不同类型肌瘤可同时发生在同一子宫，称为多发性子宫肌瘤。

30 宫腔镜下不同类型子宫肌瘤的表现有什么不同？

子宫肌瘤生长方向不同，宫腔镜下的表现也不同（图 4-6）。

（1）宫腔镜下肌壁间肌瘤

1）光滑球形的瘤体凸入子宫腔内，有很宽的基底部或窄蒂与子宫相连。

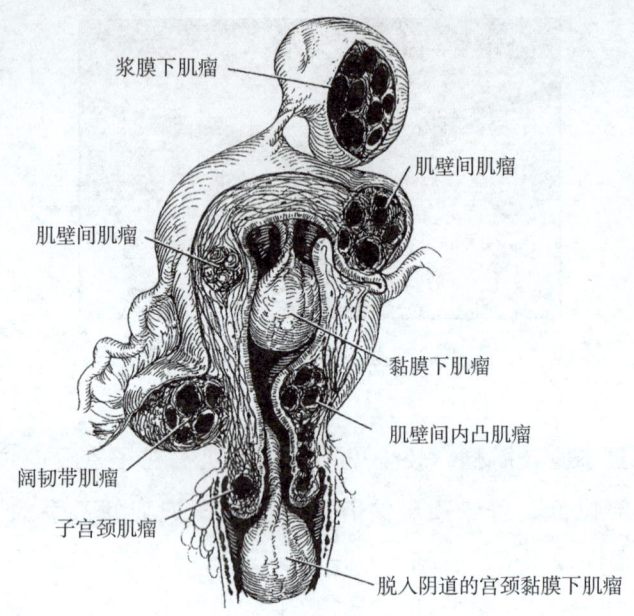

图 4-6 不同类型子宫肌瘤

2) 宫腔镜下肌壁间肌瘤、浆膜下肌瘤、子宫颈肌瘤宫腔内表现与正常相比没有显著差异,肌瘤较大时可表现为子宫腔增大。

(2) 黏膜下肌瘤因向子宫腔内生长,宫腔镜下可见。

1) 0 型,宫腔镜下可见瘤体全部位于子宫腔内,仅有一蒂与子宫相连。

2) Ⅰ型,宫腔镜下可见瘤体大部分凸向子宫腔,小部分埋藏于子宫壁内。

3）Ⅱ型，宫腔镜下可见瘤体小部分凸向子宫腔，大部分埋藏于子宫壁内。

31 子宫黏膜下肌瘤有哪些临床表现？

子宫肌瘤凸入子宫腔会引起月经的改变，如月经量增多、经期延长、下腹坠痛、不孕等。此外，如果合并妊娠可导致胎位异常、早产、产后出血、感染等并发症。

32 子宫黏膜下肌瘤该怎样治疗？

应根据患者的症状、年龄、有无生育要求及子宫肌瘤的大小、数目全面考虑。

（1）观察等待：无症状或检查时发现小肌瘤，可暂时继续观察。

（2）药物治疗：任何药物均无确切疗效，可作为术前准备或帮助过渡至绝经期。

（3）手术治疗

1）宫腔镜下肌瘤剔除术（图4-7）：适用于症状明显或有生育要求的患者。

2)子宫切除术：适用于围绝经期，黏膜下肌瘤剔除困难并可疑内膜恶变者。

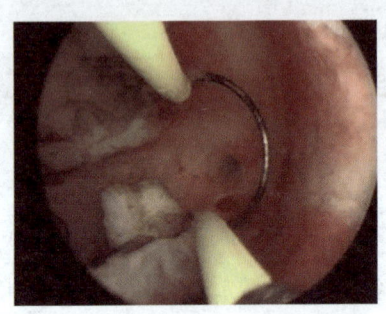

图 4-7　宫腔镜下子宫黏膜下肌瘤剔除术

33 子宫黏膜下肌瘤的宫腔镜手术技巧如何？

（1）实施宫腔镜子宫肌瘤剔除术前应评估肌瘤类型，根据不同类型的肌瘤实施手术。

1）0型黏膜下肌瘤：经子宫颈完整取出的肌瘤，用环状电极切除肌瘤根蒂部，以卵圆钳夹持取出。对于肌瘤体积较大者，需以环状电极从肌瘤两侧壁切割以缩小肌瘤体积，再以卵圆钳夹持拧转取出，酌情修整肌瘤腔并止血。对于脱入阴道的肌瘤，在宫腔镜直视下切断肌瘤根蒂部并取出。

2）Ⅰ型及Ⅱ型黏膜下肌瘤：作用电极在肌瘤最凸出部位切开瘤体包膜，使肌瘤瘤体凸向子宫腔，然后切除，术中可通过使用缩宫素、水分离等方法促进肌瘤瘤体向子宫腔内移动；对于不能凸向子宫腔的肌瘤不宜强行向肌壁内掏挖，将肌瘤切除至周围肌壁平行，残留部分肌瘤视术后生长情况酌情进行第2次手术。

3）凸向宫腔的肌壁间肌瘤：对于可实施宫腔镜切除的肌壁间内凸肌瘤，参照Ⅰ型及Ⅱ型黏膜下肌瘤的手术方法与原则。建议手术中进行B超监护，提高手术安全性。

（2）操作注意事项

1）切割电流功率由低上调，当环状电极通过肌瘤组织，感到滑动而无阻力时为合适的电流功率。视野清晰时方可启动电流。将环状电极置于瘤体后方，启动电流，退回环状电极，直至切割的组织完全切除完毕。不要把切割环完全退回鞘内，应将环状电极留在鞘外一点，以便清楚观察肌瘤和子宫壁间的关系，避免误切除子宫肌壁组织。

2）切割前需明确肌瘤与周围肌壁的解剖关系，切开子宫内膜和肌瘤的包膜，辨认肌瘤和肌层的界限。

3）对于有生育要求者，注意尽量不要伤及瘤体周围正常的子宫内膜，需用针状电极在子宫腔内凸出的肌瘤表面切开黏膜及肌瘤的包膜，再用环状电极切割瘤体；而对于无生育要求者，可直接用环状电极在肌瘤凸出的表面切开黏膜及肌瘤包膜，再逐渐切割肌瘤。

4）顺行切割与逆行切割法相结合，反复行切割、钳夹、旋拧、牵拉、娩出五步手法。

切割：使用环形电极分次片状切割瘤体。自肌瘤基底部沿肌瘤的上下或左右两端，采用顺行或逆行切割的刀法，使肌瘤切面形成相对的凹陷，适合卵圆钳夹持。

钳夹：在超声引导下将卵圆钳置入子宫腔内钳夹肌瘤，向阴道方向牵拉。

旋拧：按顺时针方向转动数周，继而逆时针转动数周的方式转动卵圆钳的手柄，使肌瘤与其基底部分离。

牵拉：在旋拧肌瘤数周后，用力向阴道方向牵拉。

娩出：在向外牵拉的过程中，肌瘤逐渐由子宫颈娩出。

5) 严格控制手术时间。时刻记住发生体液超负荷即经尿道前列腺切除综合征的可能。准确记录手术时间，尽量将手术时间控制在30分钟以内，最长不超过60分钟，可有效避免经尿道前列腺切除综合征的发生。

6) 术中监护是手术安全的重要保证。超声可以明确黏膜下肌瘤壁间部分与周围肌壁的界限，有助于完整切除，同时超声可明确肌瘤外缘距离子宫浆膜层的距离，该距离>1 cm 可以保证电切热量不会损伤邻近脏器。超声监护可清晰地监测器械在子宫腔内的位置，提示术者切割的方向及深度，术者与监护者良好的交流可避免子宫穿孔及邻近脏器热损伤的发生。

7) 如瘤体小，蒂细者手术时间短，则可选用静脉麻醉；对无蒂且瘤体较大者，术中采用连续硬膜外麻醉对手术更有利。

8) 术前进行各项常规检查及术前准备，在月经干净后3~5

天进行手术，如果子宫黏膜下肌瘤直径>5 cm，先给予米非司酮 25 mg，每天 2 次，连续治疗 3 个月，待肌瘤缩小后再进行手术。

34 宫腔镜治疗子宫肌瘤的指征有哪些？

子宫肌瘤宫腔镜的治疗指征包括：①0型黏膜下肌瘤；②Ⅰ~Ⅱ型黏膜下肌瘤，肌瘤直径≤5.0 cm；③内凸壁间肌瘤，肌瘤表面覆盖的肌层≤0.5 cm；④各类脱入阴道的子宫或子宫颈黏膜下肌瘤；⑤子宫腔长度≤12 cm；⑥子宫体积<8~10 周妊娠大小；⑦排除子宫内膜与子宫肌瘤恶变。

35 宫腔镜下子宫肌瘤电切术后如何处理？

宫腔镜下子宫肌瘤电切术后的处理包括：①肌瘤组织进行病理检查；②注意术后患者腹痛及出血情况；③若不能一次性切除，术后 2 个月行第 2 次探查；④术后 3 个月月经干净后行超声复查。

36 多发黏膜下肌瘤行宫腔镜电切除术一次切净是否易造成子宫腔粘连？

子宫是一个具有潜在、闭合的腔隙器官，正常情况下，前后壁紧贴但并不会发生粘连，这是因为子宫内膜在卵巢激素作用下，具有很强的再生能力，对于小范围的宫腔镜操作，只要内膜基底层不受损伤，或者部分内膜基底层受到损伤而对侧内膜层完整，没有形成粗糙面，受损部位的内膜能够很快再生，修复创面，不会引起粘连。当子宫腔内手术操作破坏了大面积的内膜基底层，而子宫底部及双侧输卵管开口部的内膜破坏不够充分，同时又合并术后感染时，则可能继发术后子宫腔粘连。故多发黏膜下肌瘤的宫腔镜电切除术（TCRM）术后易发生子宫腔粘连（图4-8）。

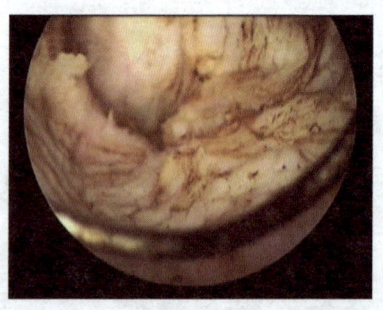

图 4-8 宫腔镜下子宫黏膜下肌瘤切除术中，宫腔镜进入瘤体内切除

37 怎样预防宫腔镜电切除术术后子宫腔粘连?

(1)术中超声监测,避免切除子宫肌瘤包膜外组织和肌瘤对侧肌壁。

(2)术后子宫腔涂抹透明质酸钠凝胶,应用抗生素预防感染。

(3)对大的黏膜下肌瘤,一次手术无法剔除干净的,可行第2次手术,避免对周围子宫内膜及子宫肌层造成过多损伤。

三、子宫腔粘连

38 子宫腔粘连有哪些表现?

子宫腔粘连多是因为子宫内膜严重受损并感染后基底膜缺损,子宫腔内以各种形式粘连在一起。一般发生在子宫腔的中央或边缘部较多。宫腔镜下呈现出各式各样的表现(图4-9)。从轻到重可以表现为:膜样粘连、纤维肌性粘连、肌性粘连。子宫腔的大小及形态也因轻重不同表现为:子宫腔整体缩小形态不变、子宫腔倒三角形消失、双侧输卵管开口被纤维瘢痕组织遮挡、子宫腔呈隧道状,最严重者子宫腔完全消失。

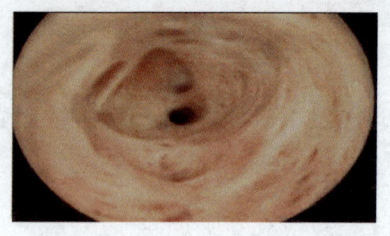

图 4-9　宫腔镜下子宫腔粘连表现

39 子宫腔粘连如何分类?

子宫腔粘连的分类如下。

(1) 按粘连位置分类可分为中央型、周围型和混合型。

(2) 按组织学分类可分为膜性、纤维性和肌性。

(3) 目前没有统一的分度标准

1) 粗略的分度方法:①轻度。<1/3 子宫腔面积。②中度。1/3~2/3 宫腔面积。③重度。>2/3 子宫腔面积。

2) 半定量分度:按美国生育协会分度(表 4-1)。

表 4-1　美国生育学会（AFS）子宫腔粘连评分系统（1988）

	<1/3	1/3~2/3	>2/3
①累及宫腔范围			
得分	1	2	4
②粘连类型	膜样	膜样&致密	致密
得分	1	2	4
③月经情况	正常	过少	闭经
得分	0	2	4
总得分（0~12）	①+②+③		

注：按美国生育协会分度。评分 1~4 分为轻度，5~8 分为中度，9~12 分为重度

40　子宫腔粘连患者做宫腔镜手术时有什么术中操作难点？

如果经过术前评估决定能手术操作的患者，术中操作的难点在于寻找严重粘连的正常轴线。由于严重粘连的子宫腔被纤维瘢痕组织侵蚀，解剖结构有所改变，操作者有必要在 B 超监护下找到可能的间隙去分离粘连，减少假道和子宫穿孔的发生。同时要判断出可能存在的内膜组织而不去破坏它们。电能的引入有时很难保证不会破坏稀少的正常内膜组织，只有速战速决，根据病变情况选择采用机械或电能分离（图 4-10）。

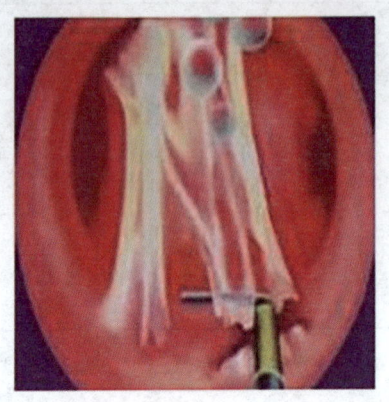

图 4-10　宫腔镜下子宫腔粘连分解术

41　宫腔镜下分离粘连有哪些注意事项？

要根据粘连类型、粘连范围来决定分离方法。如果只是轻度膜样粘连，在宫腔镜检查时，可用镜体前方进行剔蹭即可分开；膜性粘连可用微型剪刀分离；肌性粘连多用针状电极或环状电极分离。分离术中应清楚子宫腔的解剖学形态，操作应沿着子宫腔中线向两侧进行，注意子宫腔的对称性。

子宫腔粘连分离时，可根据粘连程度选用超声或腹腔镜监护，以提高手术疗效与安全性（图 4-11）。

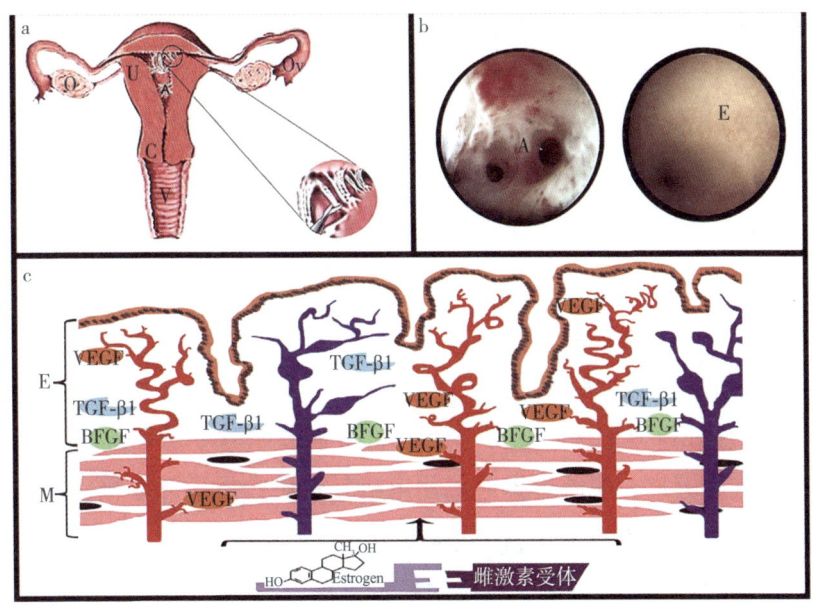

图 4-11 子宫腔粘连的治疗要点是恢复子宫内膜的血供

注:TGF-β1. 转化生长因子 1;VEGF. 血管内皮生长因子;BFGF. 碱性成纤维细胞生长因子

42 子宫腔粘连患者围术期的综合管理治疗有哪些?

(1) 术前管理

1) 医患沟通的重要性:有必要做好充分的解释,让患者知道，手术不一定能达到她们预期的目的，但只要我们相互配合、共同努力才能有更好的结局。

2）术前雌激素的应用：适当增加子宫内膜的生长，避免术中手术操作对子宫内膜的进一步损伤，同时可辅助扩张血管药物治疗。

3）子宫颈的预处理：采用一次性宫颈扩张棒、导尿管等术前经子宫颈插管，或者使用子宫颈软化药物，如间苯三酚，使子宫颈利于术中扩张，减少手术难度，提高手术成功率。

（2）术中处理

1）注意对子宫内膜的保护。能用机械能时尽量选择剪刀或镜体钝性分离，电能选择时能用电极针绝不选择环形电极，能从内膜下分离绝不从内膜周围分离。

2）腹部B超监护。良好的监护手段可避免手术者盲目操作。B超监护优于腹腔镜监护，因为B超下能更清楚镜体前进的程度，循着子宫腔线操作有利于尽快恢复子宫腔解剖，避免子宫穿孔。

3）宫腔镜下子宫腔粘连电切术和微型剪切都可以应用，要根据手术医师的习惯来操作。

4）手术时间的控制。应尽量控制手术时间。

（3）术后处理

1）短期内宫腔镜第二次探查手术的必要性。术后1个月时创伤修复形成瘢痕，术后2~3个月达到相对稳定状态。中重度子宫腔粘连术后创面大，没有足够的正常内膜覆盖，术后1~2个月易于再次粘连，因此，术后宫腔镜检查是十分必要的。宫腔镜宫腔粘连切除术,(TCRA)术后常规第1、3个月检查。

2)可能需要进行多次手术。

3)物理屏障:术后置入充水球囊(带球囊的Foley导尿管)放置3~7天避免术后子宫腔再次粘连,取出球囊同时置入宫内节育器;宫内置入透明质酸等药物;放置新鲜羊膜或者放置缓释吲哚美辛的宫内节育装置。

4)药物配合治疗:雌激素的使用常要根据患者术中严重情况决定,同时根据月经量改变的情况进行调整剂量。改善血循环的药物如血管扩张药及中药治疗等。

43 | 子宫腔粘连术后妊娠的概率有多大?

文献报道,子宫腔粘连所致不孕患者宫腔镜术后妊娠率为34.9%~62.0%,而重度子宫腔粘连患者妊娠率为20.0%~43.4%。电切术后妊娠流产率为16.7%~45.0%。术后活产率为57%,活产患者中有发生妊娠期出血、胎盘残留等产科异常者及因胎盘植入全子宫切除者。总的来说,子宫腔粘连术后妊娠应被视为具有高度流产危险和胎盘异常的高危妊娠,在妊娠和分娩过程中要密切注意胎盘及子宫情况,防止并发症出现。

四、子宫内膜癌

44 能仅通过宫腔镜从而诊断子宫内膜癌吗?

仅凭借宫腔镜检查来明确子宫内膜癌诊断是不够的。尤其是在病变早期,或者是由经验不足的宫腔镜医师操作的情况下。

一般情况下,由于技术和解剖学的原因,早期子宫内膜癌没有可供筛查的团块状结构,多因出现异常子宫出血而行宫腔镜检查。但如果密切注意子宫腔内膜颜色、起伏和坚韧程度的差异,以及是否有异形血管分布等细节,子宫内膜癌在宫腔镜下的表现是相当明显的。特别是对于那些子宫腔深度≤11 cm,内膜组织表面血管丰富、组织结构紊乱者,镜下诊断子宫内膜癌的准确率较高(图4-12)。

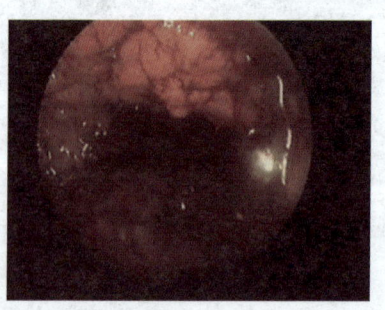

图4-12 宫腔镜CO_2膨宫下的子宫内膜癌

45 如何区分子宫内膜癌与正常内膜组织？

早期子宫内膜癌不具备典型的可供明确诊断的组织结构，常因为异常子宫出血而行宫腔镜检查。但是，宫腔镜专科医师对异常子宫内膜的表现非常敏感，可以根据经验对子宫内膜癌进行准确的判断。比如子宫腔异常增大、内膜形状不规则、呈多叶状、组织易脆、容易出血等。在不规则的内膜组织表面，常看到新生血管。

子宫内膜癌依据其病变形态和范围可分为局限型和弥漫型。局限型的病灶与周围正常内膜的形态不同，容易辨认。而弥漫型的子宫内膜癌常无法与周围正常内膜辨认。从发育的方向来看子宫内膜癌可分为外生型和内生型。外生型的子宫内膜癌病变向子宫腔内发展，发病率较高，其多可在宫腔镜下诊断。内生型的子宫内膜癌则诊断困难。

宫腔镜下典型的子宫内膜癌表现是菜花样、乳头状、结节状、息肉状等多种隆起。这些表现可单独存在，也可能是多种形态共存（图4-13）。

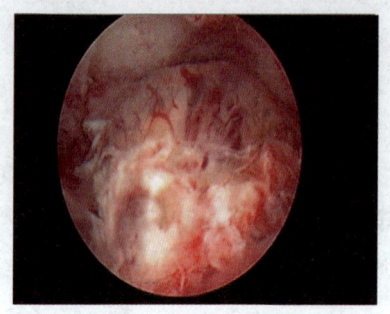

图 4-13 宫腔镜下子宫内膜癌表现

46 宫腔镜下非典型增生内膜有哪些特点?

子宫内膜不典型增生是子宫内膜癌的癌前病变,是在单纯性或复杂性增生的基础上出现了细胞的不典型增生,包括上皮细胞层次增多和极向紊乱。宫腔镜下多见子宫内膜不规则增厚、形态紊乱、不规则隆起、组织松软水肿,甚至呈现息肉状,但无蒂。因为子宫内膜非典型增生常难以与子宫内膜癌鉴别,故宫腔镜下一般不做非典型增生内膜的诊断。

47 可疑子宫内膜癌的患者可以做宫腔镜检查吗?癌症会转移吗?

研究表明,与传统诊断性刮宫相比,宫腔镜在诊断子宫内膜癌的敏感度和准确性、对子宫颈及子宫下段受累评估,以及与病理的符合率等多方面均有明显提高。有利于手术医师进一步决定手术范围及大小。因此,可疑子宫内膜病变的患者推荐行宫腔镜检查。虽然因为宫腔镜需要膨宫,灌流液的流动可导致子宫内膜癌细胞的腹腔播散,但数据表明在早期病例中,这种差异无统计学意义,而且宫腔镜检查对患者的复发及生存预后没有影响。

48 子宫内膜癌患者做宫腔镜检查时有哪些注意事项?

(1) 为了减少内膜癌细胞的腹腔播散,可以适当降低膨宫压力。

(2) 术前认真进行妇科检查,明确子宫的大小、位置、曲度等信息,避免宫腔镜进入过程中导致子宫穿孔,影响观察。

(3) 推荐逆行性观察子宫腔,即按照子宫颈、子宫腔下段、子宫腔、子宫底、双侧子宫角的顺序观察子宫内膜,尽量保证宫腔镜出入子宫腔仅一次,避免反复观察子宫腔,以及刮宫后反复置入宫腔镜观察。对内膜变化的描写注意要提及子宫颈和子宫下段，便于手术医师采用不同的手术方式。

（4）子宫腔巨大的时候，宫腔镜镜体无法探入子宫底及双侧子宫角进行观察，但手术医师必须仔细小心地搔刮没有观察到的部位，以免遗漏诊断。

49 检查中内镜窄带成像术模式如何使用？

内镜窄带成像术（narrow band imaging，NBI）是一种新型的内镜下显影诊断技术。通过滤光器，可将红、绿、蓝3种光谱中的宽带光波进行过滤，仅留下波长为415 nm的蓝光和波长为540 nm的绿光，以此凸显病变表面及深层血管的细微形态学改变，可提高内镜对肿瘤病变识别的敏感性。

子宫内膜病变是一系列子宫内膜疾病的统称，包括良性病变、功能失调性内膜、恶性病变，同时包含了生理性改变、良性增生、炎症、癌前病变（子宫内膜不典型增生）和癌。无论是超声还是宫腔镜检查都没有特征性的指标将其区分。目前主要依赖于宫腔镜下观察并取活检行病理组织学检查，这是诊断的金标准。早期的子宫内膜病变发生时，通常无明显的实性占位表现，仅表现为黏膜表浅血管结构变化，一些早期病灶或表现不典型的病灶可能被忽略或遗漏，因此，如何在宫腔镜下准确地活检成为提高诊断率的关键。研究发现，NBI 可显著提高子宫内膜癌镜下识别的敏感度及特异度，能够准确地指导镜下活检。

50 内镜窄带成像术适用于何种子宫腔病变？

内镜窄带成像术（NBI）因其显影技术的特点（图 4-14），主要用于对子宫内膜病变的判断。而且子宫内膜血管形态和结构改变越明显，利用 NBI 诊断的优势就越明显。在 NBI 宫腔镜检查中，可以将这些病变进行区分，分别活检，提高子宫内膜活检的针对性，减少漏诊。

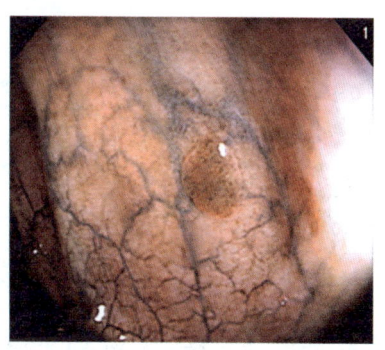

图 4-14　宫腔镜下 NBI 成像

51 子宫内膜癌在内镜窄带成像术下表现有哪些?

子宫内膜癌早期以增生的异型血管为特征性表现,晚期则伴随出现糟脆、坏死组织。血管特征性改变越明显的病变,越有可能是子宫内膜癌病灶。

52 与单纯宫腔镜检查相比,内镜窄带成像术发现子宫内膜癌的检出率可提高多少?

文献报道,NBI宫腔镜检查子宫内膜癌的敏感度和特异度分别是94.74%和97.89%,而普通宫腔镜的敏感度和特异度分别是84.21%和99.47%。对于病理检出的阳性率NBI为91.78%,普通宫腔镜为88.8%。NBI均优于普通宫腔镜。

NBI宫腔镜检查仅在显现图像的过程中,由于滤光器滤过宽带光而提高了对血管异型性的判断,其操作过程与普通宫腔镜一样,其禁忌证也是相同的,包括:①生殖系统器官炎症的急性期;②凝血功能障碍者;③子宫大量出血而无治疗措施者;④心、肝、肾功能衰竭不能耐受手术者。

53 | 内镜窄带成像术发现子宫内膜癌的符合率是多少?

据我国段华教授团队的研究显示,NBI 发现子宫内膜癌的敏感度为 98.1%,特异度为 99%,其诊断与病理诊断有 94.8% 的一致性。

五、子宫畸形

54 | 什么是 Robert 子宫?

Robert 是一位法国医师的名字,这种罕见的子宫畸形由他发现,如图 4-15 所示,一个隔将子宫腔分成 2 个不对称的部分,一部分与子宫颈相通,另一部分形成盲腔。

(1) Robert 子宫的特点:①原发性痛经;②腹腔镜检查子宫外观与子宫造影所显示的单角子宫腔表现相异;③不伴泌尿系统畸形。通过腹腔镜及超声所见,结合症状及查体可诊断本病,但需要与单角子宫相鉴别。Robert 子宫影像学检查如 MRI 或超声可见一侧子宫腔积血,造影图像类似单角子宫。

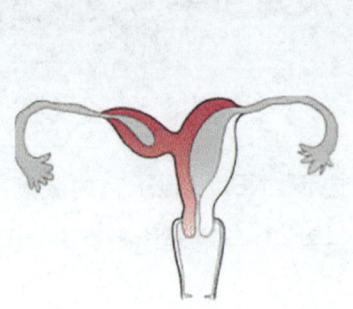 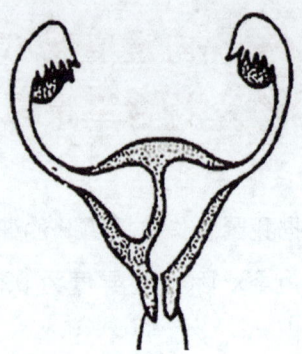

图 4-15 Robert 子宫示意图

（2）临床症状：月经初潮后，盲腔积血，随着积血量的增多，盲腔压力增大，发生周期性的腹痛。患者常在月经初潮后不久因疼痛而就诊。子宫腔内的积血逐渐增多，可经输卵管逆流至盆腔，继发盆腔子宫内膜异位症和盆腔粘连，并可导致不孕，亦有罕见的闭锁腔妊娠，需子宫切开取胚。图 4-16 为 MRI T2 加权像，可见右宫腔内积血。图 4-17 为阴道超声一侧宫腔内积血，图 4-18 超声造影仅一侧宫腔显像。

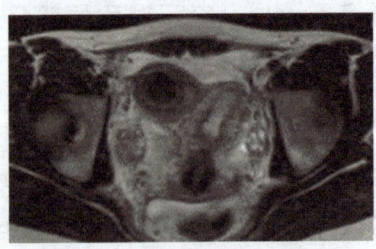 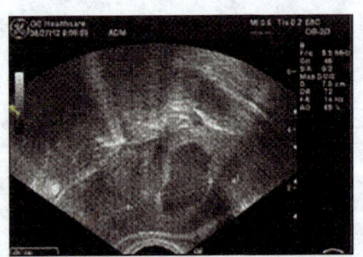

图 4-16 为 MRI T2 加权像，可见右宫腔内积血

图 4-17 为阴道超声一侧宫腔内积血

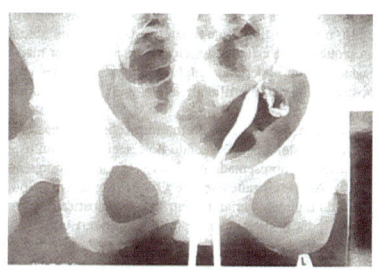

图 4-18 超声造影仅一侧宫腔显影

55 Robert 子宫的宫腔镜手术要点是什么？

（1）术前明确诊断。

（2）术中使用超声和（或）腹腔镜监护。由于 Robert 子宫为非对称完全中隔子宫，采用宫腔镜技术不易准确判断中隔的厚度和位置，而采用腹腔镜仅能观察子宫外观，不能有效指导宫腔镜操作，因此，采用宫腔镜、腹腔镜联合手术切除 Robert 子宫的中隔有一定难度。在超声指引下，采用腹腔镜监测进行宫腔镜子宫中隔切除术治疗 Robert 子宫，可能是更为完善的方法。

（3）清除盲腔内积血。

（4）术后防止子宫粘连及感染。术后可使用宫内节育器置于子宫腔内，同时加用雌激素促进内膜增厚。必要时可使用抗生素预防感染。

56 宫腔镜下子宫纵隔切除术有哪些适应证？

子宫的胚胎发生来源于米勒管（Mullerian duct），在胚胎发育的4~6周，双侧副中肾管尾端融合，下端形成子宫和阴道。在胚胎发育的19~20周，双侧副中肾管已全部融合，中间的隔膜吸收、退化，形成正常的子宫腔。子宫纵隔是在子宫胚胎发育的过程中，由于某种原因双侧副中肾管融合后吸收障碍所致的女性生殖道畸形，发生率为0.009%~12.000%，在子宫畸形中最常见，约占80%。子宫纵隔可引起不孕、复发性流产、早产，且胎膜早破、前置胎盘、胎盘早剥等发生概率均较高。根据纵隔的形态及纵隔尖端的附着位置，分为完全子宫纵隔和部分子宫纵隔。完全子宫纵隔起自子宫底，部终止于宫颈内口或外口，占子宫纵隔的14%~17%，纵隔尖端终止在子宫颈外口，通常外观似双子宫颈，20%~25%的子宫纵隔合并阴道纵隔。部分子宫纵隔将子宫部分分隔（图4-19），子宫纵隔的尖端终止在子宫腔内。既往无不良孕产史者，可先试孕。有生育要求及有不孕、不良孕产史如反复流产、早产、胎位异常、胎死宫内等者，均有手术指征，可在B超或腹腔镜监护下行宫腔镜下子宫纵隔切除术（TCRS）。Zabak等认为，因子宫纵隔的存在，发生2次或2次以上自然流产、没有其他原因解释的不孕、计划行辅助生育的不孕患者，均有手术指征。

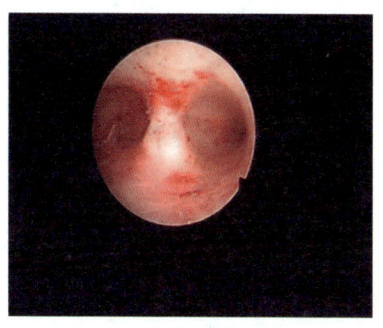

图4-19　宫腔镜下子宫纵隔"鼻隔征"

57 宫腔镜下哪些子宫形状是正常的？

子宫颈管：管状通道，内覆粉色黏膜，可见纵横的皱褶。

子宫：膨宫后呈"T"形，两侧子宫角呈漏斗状，可见一张一合的输卵管开口，子宫内膜呈淡粉色，不同的月经周期，内膜的薄厚不同，有时可见腺体开口（图4-20）。

（1）子宫颈管及内口：正常的子宫颈管呈圆形或椭圆形管筒状，一般子宫颈管的前后径略小于横径，其形状可随膨宫变化。表面为淡红、泛白或红色的颈管黏膜覆盖。纵横的皱褶较多。子宫颈内口呈圆形或椭圆形轮廓，边缘平滑整齐，内膜较子宫内膜

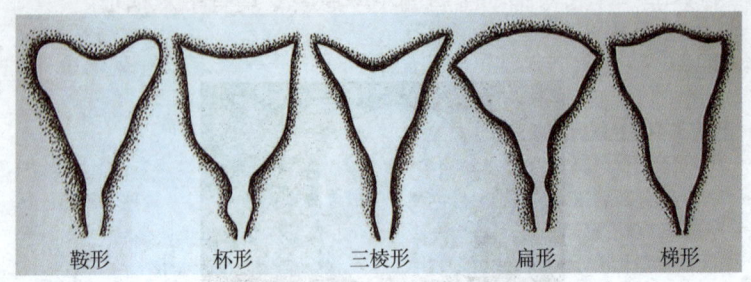

图 4-20　正常子宫形状

略苍白。

(2) 子宫腔：从子宫颈内口到一侧子宫角（或输卵管子宫口，即输卵管口）为子宫侧壁。双侧输卵管开口之间为子宫底，由子宫底到子宫颈内口前后缘分别为子宫的前、后壁。宫腔镜检查时主要识别标志是子宫颈内口（解剖内口）和双侧输卵管开口。

(3) 子宫角和输卵管口：尚未完全膨开的子宫角呈较深且暗的漏斗状，当完全膨开后可见输卵管开口。输卵管口多呈圆形或椭圆形，偶可见输卵管开口收缩。

(4) 子宫内膜：色泽、皱褶往往随月经周期的变化略有不同。

1) 修复期子宫内膜：一般在月经第 5~6 天，子宫内膜厚度为 0.5~0.9 mm，内膜柔软平坦，多为淡黄红色，血管少，腺管开口不明显，不易出血，为检查的最佳时机。

2) 增生早中期内膜：此期内膜由于腺体，间质增生，内膜厚度比月经刚干净时增加 4~5 倍。内膜略带紫红色，皱褶增多。

腺体开口较清晰。

3）增生晚期，分泌早期：排卵前后2~3天，可见息肉样皱褶，内膜呈波浪样起伏，腺管开口凹陷。子宫腔扩展度稍差。

4）分泌期：内膜增厚，腺体增生弯曲，间质水肿，内膜血管发育良好，宫腔镜所见内膜为半球形或息肉样凸起，腺体开口几乎难以分辨。此期膨宫较困难。

5）萎缩的子宫内膜：子宫腔较小，内膜表面光滑，色泽白，无腺体开口可见，几乎无表层血管，输卵管开口可见，周围往往有纤维皱褶，偶可见完全闭锁者。

58 宫腔镜下如何行完全子宫纵隔切除术？

宫腔镜下完全子宫纵隔切除术的方法可选择高频电切割分离法（针状电极、环状电极）、微型剪刀剪除法、Nd：YAG激光分离法等，这些方法中只是选用的能源不同，目的都是去除子宫纵隔组织，其中以高频电为能源的宫腔镜子宫纵隔切除术在临床上较为常用。

手术前首先明确纵隔类型（图4-21）、基底宽度及隔尖终止部位，然后从纵隔的尖端开始分离或切割，横向左右交替操作，使纵隔变短、变薄。停止切除纵隔的时机：①术中宫腔镜。镜体能从一侧子宫角无障碍移动到对侧子宫颈，将宫腔镜置于子宫腔

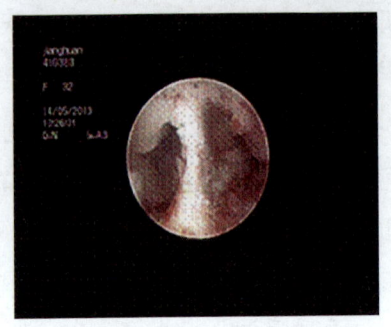

图 4-21 子宫纵隔

中间,双侧输卵管开口均可见。②术中超声监护。超声声像图显示子宫底部厚度与子宫体前、后壁厚度一致时,说明切割深度合适,或者通过测量子宫底部厚度,当纵隔切割端与子宫底浆膜层距离为 1 cm 时,说明纵隔切除恰到好处。③术中腹腔镜监护。腹腔镜不仅起到引导作用,还可明确子宫纵隔诊断与其他子宫畸形如双角子宫等进行鉴别,可通过腹腔镜透光试验判断切割深度,调暗光源,宫腔镜置于一侧子宫角隐窝处,腹腔镜探查下整个子宫透光均匀,此时切割就可以停止。④若术中腹腔镜监护下发现子宫底浆膜面组织出现苍白、瘀斑、水疱等,可能存在子宫不全穿孔,应停止操作。⑤若术中出血明显,应停止操作,止血后明确是否切割到肌层,即使尚未达到正常解剖形态也应停止操作。若术后 B 超发现残余纵隔>1 cm,则待 2 次正常月经期后,第二次入院行宫腔镜下残余纵隔切除术。

对于双子宫颈无交通型完全子宫纵隔，常规做法是于一侧宫腔内放置子宫腔探针、细径导尿管或小号Hegar作指示，将纵隔于子宫内口水平切开，成为交通型中隔，再行切除。目前子宫颈纵隔的处理是有争议的，John等认为不完全切除子宫颈纵隔（图4-22），切除过程中保留子宫颈内口以下部分中隔组织，以

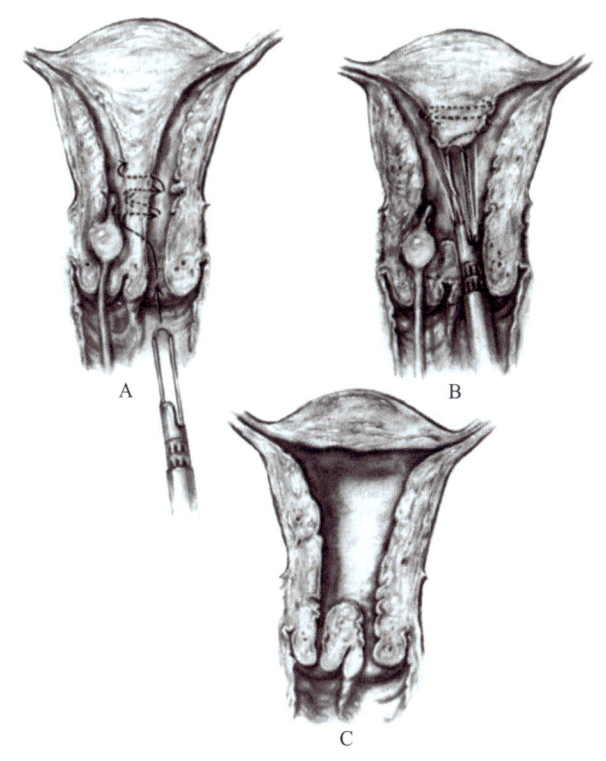

图4-22 子宫纵隔切除术

避免造成医源性子宫颈功能不全，子宫颈纵隔处血管丰富，部分保留子宫颈可减少术中出血的发生；且Fedele等认为在分娩过程中随着产程进展，胎头下降及子宫口的扩张，子宫颈纵隔会向一侧移动，子宫颈纵隔不会增加难产的发生。Parsanezhad等认为完全切除子宫颈纵隔至子宫颈内口以下（图4-23）较部分保留子宫颈纵隔手术时间更短、更简易且并发症更少，但是对于2种方式的妊娠结局目前尚无统计学意义的结论。

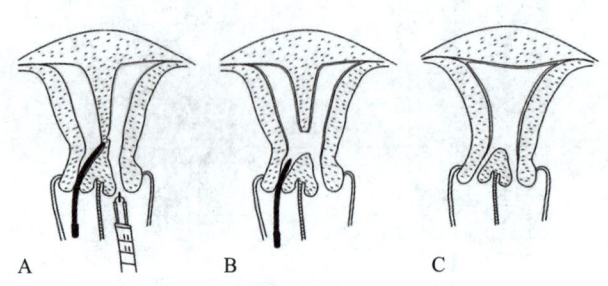

图4-23 子宫纵隔切除术示意图

59 宫腔镜下纵隔电切术的注意事项有哪些？

首先，明确子宫纵隔的类型、基底宽度及隔尖终止部位，对纵隔的切除方式做到心中有数。其次，在切割过程中自纵隔尖端开始切割，作用电极方向为横向左右交替进行，操作时特别注意把握作用电极在纵隔组织中的对称性，分离时要紧靠纵隔的中线操作，不要偏向子宫前后壁，避免造成子宫肌壁血管损伤及子宫穿孔。当切割至基底部时，为了更加准确把握切割深度，建议在B超或腹腔镜监护下进行操作，合适的停止时机如上所述。最后，纵隔组织完全分离或切割后，检查创面的平展情况，对于高出子宫内膜面的粗糙部分加以稍微修整，电凝出血部位，直至无活动性出血发生。

60 如何避免子宫纵隔电切术后粘连？

目前，对于术后是否需要采取措施避免术后粘连存在争议，尚无定论。有学者建议子宫纵隔电切术后放置宫内节育器起到屏障作用，以避免切割创面直接接触形成粘连，或者放置Foley尿管、防粘连膜、交联透明质酸钠、新鲜羊膜等，并辅以雌、孕激素周期治疗促进子宫内膜修复。但是也有学者研究发现无须采取以上措施，子宫纵隔电切术后纵隔基底部平滑肌纤维的收缩导致切割创面很快缩小，子宫腔创面周围正常子宫内膜再生、上皮化形成很快覆盖创面，如此减少了创面的直接接触时间，从而减少了粘连的形成及发生；另外，放置宫内节育器会增加感染的可能性，这些均提示术后使用激素治疗及放置宫内节育器可能不是必需的。

61 子宫纵隔切除术后为什么要进行二次探查?

首先,二次探查以充分了解子宫腔形态及内膜修复情况;其次,明确是否有残余纵隔的发生,如有>1 cm 的残余纵隔,则行子宫纵隔电切术,有研究发现子宫纵隔长度>1.5 cm 者,术后残余可能性大,需行二次探查弥补第一次手术的不足(图 4-24)。

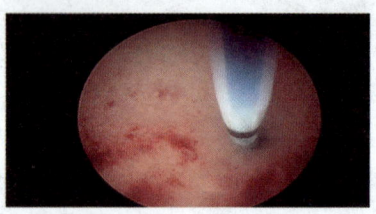

图 4-24　子宫纵隔切除术后可同时行输卵管插管通液术

62 所有子宫畸形都可以通过宫腔镜治疗吗?子宫畸形如何分类?

并不是所有的子宫畸形都可以通过宫腔镜治疗。子宫畸形分类如下。① Buttram 分类（图 4-25）是 1979 年由 Buttram 和 Gibbons 按子宫发育异常的形态结合临床表现、治疗、胎儿预后进行分类，分为 6 类：即阴道、子宫颈、输卵管发育不全（Ⅰ）；单角子宫（Ⅱ）；双子宫（Ⅲ）；双角子宫（Ⅳ）；中隔子宫（Ⅴ）；己烯雌酚（DES）相关子宫畸形（Ⅵ）。至今此分类系统使用较为广泛。但一些罕见的畸形不适合这种分类。② 1988 年美国生育协会（The American Filtration and Separations Society，AFS）对其进行修正，单列出弓形子宫和双角子宫，双子宫颈列为双子宫，但完全中隔和不完全中隔易混淆。③ 2013

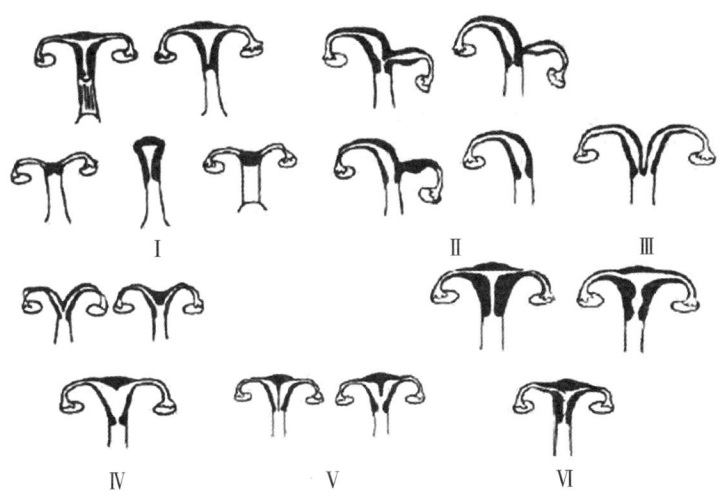

图 4-25　子宫畸形 6 种分类（Buttram 分类）

注：Ⅰ.阴道、子宫颈、输卵管发育不全；Ⅱ.单角子宫；Ⅲ.双子宫；Ⅳ.双角子宫；Ⅴ.中隔子宫；Ⅵ.己烯雌酚相关子宫畸形

年,ESHRE/ESGE 子宫畸形分类专家达成共识,将子宫颈和阴道异常分类独立出来,每一处的异常均有与之对应的标识。

先天性无子宫、始基子宫、幼稚子宫患者终身无受孕的可能,无须手术。残角子宫通常需要通过腹腔镜切除,即使未切除也应行结扎或切除该侧输卵管,若残角侧输卵管通畅,受精卵还可种植在残角子宫内并生长发育形成残角子宫妊娠。对于残角子宫,其肌层发育不良,不能承受过大胎儿,多在妊娠中期自然破裂,发生急腹症。切除残角子宫可减轻痛经,预防或减轻经血逆流所致的子宫内膜异位症。

其他的子宫畸形均可以通过宫腔镜治疗,治疗方法根据子宫畸形的情况而定(表4-2)。

表4-2 子宫畸形治疗方式对比

畸形种类	传统治疗	内镜治疗
"T"形子宫	—	TCUI
单角子宫	—	TCUI
残角子宫	开腹术	腹腔镜
中隔/弓形子宫	Tompkins 术式/Jones 术式	TCRS
斜隔子宫	子宫切除	TCUI
不全双角子宫	开腹子宫融合	TCRS
完全双角子宫	开腹子宫融合	宫腹腔镜子宫融合

注:TCUI. 经子宫颈子宫壁切开术(transcervical uterine incision);TCRS. 经子宫颈子宫中隔板切除术(trascervical resection of septa)

六、胚物残留

63 | 宫腔镜治疗胚物残留有哪些适应证?

宫腔镜治疗胚物残留的适应证包括：过期流产、不全流产、胎盘粘连、植入胎盘等胚物残留在子宫腔可引起子宫腔粘连、闭经或不规则出血。

64 | 宫腔镜治疗胚物残留有哪些禁忌证?

宫腔镜治疗胚物残留的禁忌证除了常规宫腔镜治疗的手术禁忌证以外，我们还要注意胚物残留（图4-26）导致生殖系统急

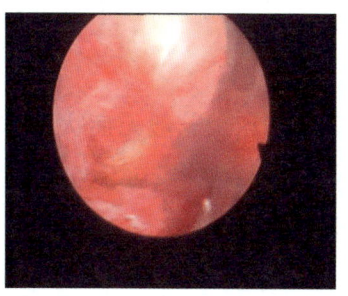

图4-26　宫腔镜下胚物残留表现

性炎症期,胚物残留后身体凝血状况异常导致的大量出血等。如 B 超提示动静脉瘘形成,即使术前无明显出血,也不建议贸然行宫腔镜下残留胚胎组织物取出。

七、剖宫产瘢痕憩室

65　什么是剖宫产瘢痕憩室?

剖宫产瘢痕憩室是剖宫产后因为子宫切口愈合不良,导致子宫峡部薄弱,使子宫内膜及肌层呈疝状向浆膜层凸出而形成。

66　剖宫产瘢痕憩室有什么临床表现?

剖宫产瘢痕憩室在临床上一般无症状,有些患者因憩室部位内膜月经期脱落,经血积聚,引流不畅,可引起子宫不规则出血、经期延长、不孕症等。

67 宫腔镜治疗剖宫产瘢痕憩室有哪些适应证?

宫腔镜治疗剖宫产瘢痕憩室的适应证既往有剖宫产病史;确诊为剖宫产瘢痕憩室;有异常子宫出血或不孕症患者(图4-27)。

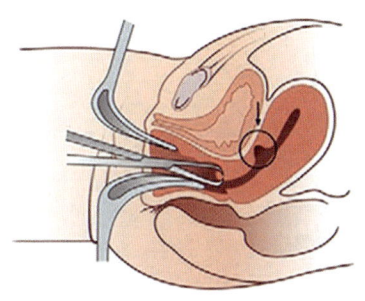

图4-27 剖宫产瘢痕憩室(圆圈处)

68 剖宫产瘢痕憩室应用宫腔镜治疗的原理是什么?有哪些优势?

剖宫产瘢痕憩室应用宫腔镜治疗的原理:通过宫腔镜下切除憩室下缘组织、电凝憩室内膜及扩张的血管。使憩室变平坦,经血无法积蓄,同时破坏了具有分泌功能的内膜及异常血管,从而达到治疗目的。

宫腔镜治疗剖宫产瘢痕憩室的优势：可以直视下评估憩室情况，手术时间短、创伤小、恢复快、安全性高。

（石晓燕　花向东　张　瑞　武玉萍
　　侯　颖　张　奇　贾柠伊）

第5章

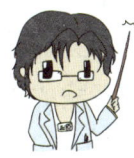

特殊类型的宫腔镜手术

一、第一代子宫内膜去除术

69 什么是子宫内膜去除术?

子宫内膜去除术(endometrium ablation,EA)(图5-1)是通过破坏或切除子宫内膜全层及其下方部分的浅肌层组织,防

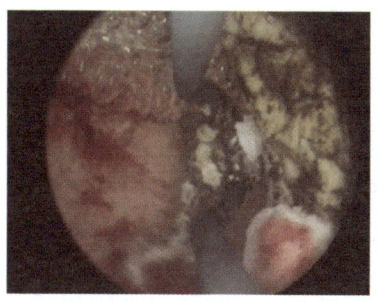

图5-1 宫腔镜下第一代子宫内膜去除术

止子宫内膜再生，控制子宫过度出血。EA 可以部分代替子宫切除术，治疗月经量过多或无器质性病变且非手术治疗无效的异常子宫出血。EA 分为第一代 EA 及第二代 EA。第一代 EA 是指在子宫腔镜直视下，用环形电极切除或用功率足够的、任何形式的热能作用在子宫内膜表面，使子宫内膜细胞全层坏死。第二代 EA 均为程序化设计，是通过加热或冷冻等方法进行子宫内膜的破坏，根据所采用的动力种类、内部装置和生产厂家的不同，又分为：①冷冻 EA；②射频 EA；③循环热水 EA；④激光 EA；⑤微波 EA；⑥热球系统 EA；⑦光动力学治疗等。

70 子宫内膜去除术有哪些适应证？

子宫内膜去除术的适应证包括以下 5 点。

（1）月经量过多和（或）异常子宫出血，且经药物治疗无效者。

（2）患者要求保留子宫，且无生育愿望。

（3）子宫大小<12 周、子宫腔直径<14 cm。

（4）术前宫腔镜检查及子宫内膜活检，排除内膜癌前期或癌变；12 个月内子宫颈细胞学检查阴性者。

（5）合并心、肝、肺、肾等内科疾病或凝血功能障碍的月经量过多、不能耐受子宫切除者等。

71 子宫内膜去除术有哪些禁忌证？

子宫内膜去除术的禁忌证包括以下 8 点。
(1) 子宫颈瘢痕、子宫颈狭窄、不能充分扩张者。
(2) 子宫曲度过大者。
(3) 子宫明显畸形者。
(4) 子宫内膜恶性病理改变者。
(5) 生殖道急性感染者。
(6) 装有心脏起搏器者。
(7) 妊娠。
(8) 无良好心理承受力，过分担忧未来子宫的任何病变者。

72 子宫内膜去除术有什么操作技巧？

子宫内膜去除术在操作时以环状或球状电极顺序切除或凝固子宫内膜。一般自子宫底部开始至两侧子宫角及侧壁内膜，然后自上而下切除子宫前壁及后壁内膜。切除或凝固深度应包括子宫内膜全层及其下方 2~3 mm 的肌肉组织，切除或凝固范围终止于子宫颈内口上方 0.5~1.0 cm（部分切除）或下方 0.5~1.0 cm

(完全切除)。切割时一般将电切环(图5-2)的移动长度限制在2.5 cm以内,切割结束后,可用卵圆钳将组织碎片夹出,或者通过移动电切镜增加切割长度,每次将切割的组织条立即带出。手术中应注意对子宫底部、子宫角部内膜的破坏深度,不要将切割环推得过深,切子宫角时浅些削刮,直至切净所有内膜,必要时可以环状和球状电极交替使用,尽量减少内膜残留,以提高疗效。

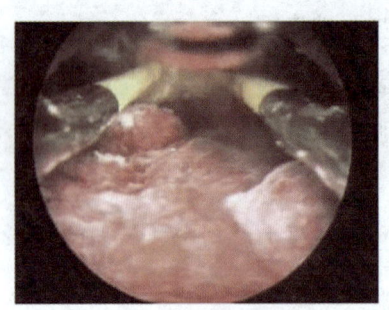

图 5-2　电切环操作

73 子宫内膜去除术的手术深度及范围如何?

行子宫内膜切除术时,切除或凝固深度应包括子宫内膜全层及其下方2~3 mm的肌肉组织。行部分子宫内膜切除时,切除或凝固范围终止于子宫颈内口上方 0.5~1.0 cm。

74 子宫内膜去除术安全吗？

子宫内膜去除术（EA）是指在宫腔镜引导下，将子宫内膜功能层、基底层，甚至肌层破坏，造成经量过少，甚至闭经，从而达到治疗子宫内膜出血性疾病，目前已成为妇科内镜常规手术之一。

在宫腔镜直视下，用环状极切除或用功率足够的、任何形式的热能作用于子宫内膜表面使子宫内膜细胞全层坏死，这种去除子宫内膜的技术又称第一代 EA。目前，此方法仍是最为常用的子宫内膜去除方法。第一代 EA 是在宫腔镜直视下操作，有助于发现子宫内膜息肉等子宫腔内占位性病变，但因有体液超负荷、子宫穿孔、气体栓塞等严重并发症发生的可能，20 世纪 90 年代末期，第二代 EA 问世，其优势在于多数操作可以非直视下操作，有效地缩短了手术时间，受到广大临床医师的青睐。由于所采用的动力种类、内部装置和生产厂家的不同，第二代 EA 又分为汽化 EA、热水循环 EA、冷冻 EA、微波 EA 和热球 EA 等。第二代 EA 的设备故障发生率为 0.2%，许多技术难点也尚未解决。热球 EA 中事件的发生率极低，其主要的问题是球囊技术上的困难。第二代 EA 的高技术难度发生率已有报道，微波 EA 为 9.0%，热球 EA 为 0.6%。第二代 EA 操作简单、难度小、手术时间短,更适合普通妇科医师。第二代 EA 不用宫腔镜技术,减少了并发症,但为盲视手术,可能因未发现子宫穿孔而造成肠损伤,尤其是在无操作经验者。第二代 EA 的应用程度在增加,与第一代子宫内膜去除术金标准比较,其效果已经发展到与第一代 EA 相等或超过第一代 EA 的程度。第二代 EA 的优点是简单、快速,满意率和减少出血与第一代 EA 相似,非宫腔镜、有热无电或无热无电,较安全,操作较易完成,技巧性较少,所需专业培训较少。故在适当地培训下,EA 安全性较高。

75 子宫内膜去除术有哪些近期及远期并发症?

(1)近期并发症:第一代 EA 术中并发症包括子宫穿孔、术中出血(子宫颈管出血、子宫出血)、经尿道前列腺切除综合征、气体栓塞、感染(术后输卵管积水、子宫腔积脓、输卵管卵巢脓肿、子宫旁及阔韧带脓肿、严重的盆腔感染、盆腔积脓等,也有肝脓肿、腹膜炎、菌血症、中毒性休克等个案报道,此类感染罕见但可发生)。第二代 EA 有热无电,避免了电损伤,但仍有热传导导致的并发症,第一代 EA 的远期并发症均可在第二代 EA 术后发生。有 EA 术后出现皮肤烧伤、肠管热损伤、坏死性筋膜炎导致外阴切除等并发症的文献报道。

(2) 远期并发症：EA 术后的远期并发症是术后子宫腔内瘢痕的形成及挛缩，瘢痕后方持续存在或再生的内膜的出血均因受阻而出现问题，如子宫腔、子宫角积血，子宫内膜去除术-输卵管绝育术后综合征，经血倒流，子宫内膜癌的延迟诊断和妊娠等。由于热损伤，育龄期女性选择第二代 EA 术后子宫腔粘连（图 5-3）合并妊娠、子宫肌瘤坏死、子宫颈闭锁等均有报道，还明显增加产科并发症，如妊娠中期大出血、围生儿死亡、早产、胎盘粘连、先露异常等。

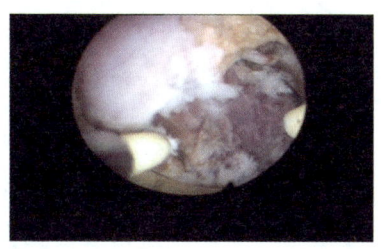

图 5-3 子宫内膜去除术后子宫腔粘连形成

二、第二代子宫内膜去除术

76 第二代子宫内膜去除术包括哪些？

第二代子宫内膜去除术包括：①热液体球消融术；②美国强

生1、2、3代球囊消融术；③瑞典球囊消融术；④加拿大甘油球囊消融术；⑤热盐水循环消融术；⑥冷冻消融术；⑦微波内膜消融术；⑧阻抗控制的消融术。

77 第二代子宫内膜去除术优缺点包括哪些？

（1）优点：①不需要膨宫介质；②操作简单；③技巧性较少，学习曲线短；④手术时间短；⑤并发症少，安全；⑥减少出血和满意率与第一代子宫内膜去除术相似。

（2）缺点：①一次性设备，价格昂贵；②因器械故障无法正常工作；③对子宫腔形态有要求，子宫腔占位性病变往往需另行处理；④无组织送病理检查。

78 诺舒有哪些手术适应证？

诺舒（NovaSure）的适应证：适用于绝经前、无生育要求、由良性疾病引起月经量过多（过量出血）的女性。①非器质性病变引起的月经失控（功能性子宫出血）；②年龄25~50岁；③子宫探通术测量结果4.0~10.0cm（外宫颈口到子宫底）；④研究前 3 个月的图示出血评分（pictorial blood loss assessment chart，PBLAC）最小评分≥150 分或 PBLAC 评分≥150 分持续 1 个月且至少 3 个月药物治疗失败（有记录的），或对药物治疗有抵触，或拒绝药物治疗。

79 诺舒的破坏深度如何？

根据子宫腔的解剖结构及子宫内膜的厚度、射频消融的强度不同，在子宫角破坏的浅，深度为 2~3 mm，子宫体破坏较深，深度为 5~7 mm（图 5-4）。

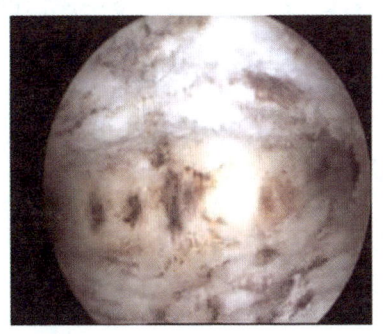

图 5-4　诺舒术后子宫腔

80 诺舒适用的子宫腔深度如何？

诺舒适用于子宫腔深度 4~10 cm，对长度 <4 cm 的子宫腔实施手术将会对子宫颈内管造成热损伤；子宫腔太深（>10 cm），则会导致部分子宫内膜无法消融。

81 诺舒可用于治疗子宫内膜不典型增生吗？

诺舒的排除标准：在过去 5 年内怀疑或确诊子宫恶性肿瘤；组织学证实患有子宫内膜异常增生；不明原因的子宫颈不典型增生。子宫内膜不典型增生的患者不建议做诺舒手术。

82 诺舒子宫内膜剥除术会导致子宫腔粘连吗？

诺舒的说明书中未提及术后可能导致子宫腔粘连，但经临床总结，诺舒术后有子宫腔粘连的病例报道，但其发生机制不明，考虑不除外部分子宫内膜未失去活性导致子宫腔粘连。

三、其他的宫腔镜技术

83 宫腔镜辅助子宫颈冷刀锥切的方法及优势如何？

(1) 方法：采用静脉全身麻醉，麻醉成功后患者取膀胱截石位，常规消毒铺巾，导尿。于3点及9点位肌内注射稀释的垂体后叶素6 U。碘着色后于碘阴性区外0.5 cm的组织开始用冷刀锥形切除（图5-5），锥体深2.0~3.0 cm。用5%葡萄糖溶液作为灌流液，放置宫腔电切镜后首先观察创面情况，滚球电极水下单极电凝子宫颈锥切创面（功率30 W），致基底组织呈浅黄色，电凝止血，术后保留尿管。

(2) 优势：止血明确，可以深入子宫颈管内部进行观察。电凝可破坏基底组织。手术时间短，无须拆线。

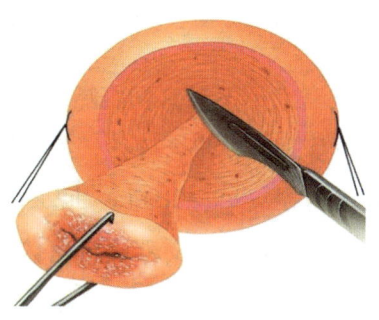

图5-5 冷刀锥切术

84 宫腔镜应用于宫内节育器取出困难时的优势如何？

节育器取出（图5-6）困难的原因有以下3点。

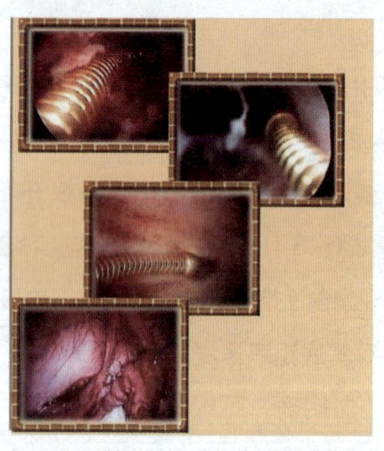

图5-6 宫腔镜下输卵管绝育复通术

（1）节育器与子宫大小不适宜：如哺乳期放置节育器，因子宫处于复旧过程，子宫肌壁软，内膜薄，放置过程中易导致球囊子宫支架联合宫内节育器（intrauterine device，IUD）嵌顿。绝经后子宫萎缩，易导致球囊子宫支架联合宫内节育器嵌顿，子宫颈萎缩易导致球囊子宫支架联合宫内节育器断裂残留。

（2）节育器类型不同。

(3) 子宫腔疾病：放置节育器后合并子宫腔疾病如子宫肌瘤，易导致球囊子宫支架联合宫内节育器嵌顿、扭曲、变形。

使用宫腔镜的优势：①确定异物方位，直视取物。②明确有无穿孔、肌壁损伤等情况。

85 宫腔镜下能做绝育手术吗？

可以。通过经阴道的宫腔镜技术，在直视下将 1 个或数个小型的金属物塞在距离输卵管开口最近的地方，使精子不能进入输卵管与卵子相遇（图 5-7），从而达到避孕的目的。这是不需要开腹和腹腔镜的一种绝育方法。它是一个永久性的绝育措施。其有效率为 99.74%，失败率为 0.26%。这种小的金属物长 40 mm，直径 0.8 mm，内部为铁圈的一段不锈钢装置，外部为有弹性的镍钛和聚乙烯对苯二酸盐纤维样的铁圈。放置此装置后一段时间，外部的聚丙烯对苯二酸盐纤维就启动了一个良性的、慢性的、炎症性的反应过程，从而导致了一个永久性的输卵管粘连堵塞。放置后前 3 个月，还需要采取其他避孕措施，3 个月后，应用输卵管碘油造影确定堵塞成功后，可以解除其他避孕措施。

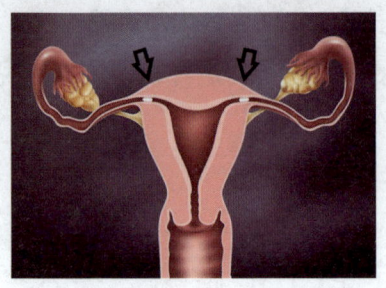

图 5-7 宫腔镜下绝育术

86 新型宫腔镜刨削系统的原理是什么？

新型宫腔镜刨削（intrauterine BIGATTI shaver，IBS）系统（图 5-8）是全新的宫腔镜手术方式——机械性冷刀切割。刨削系统从带有平行目镜的 HOPKINS© 广角镜器械通道中插入，可在宫腔镜下完成以下手术：子宫腔息肉切除术（图 5-9）；黏膜下肌瘤切除术（0 型及 I 型）；残留胎盘切除术。硬性刨削系统含刨削刀头外刃、内刃及刨削手件（DRILLCUT-X© II GYN），均可重复使用。刨削系统与动力主机（UNIDRIVE© S III）及滚轮泵（ENDOMAT© LC）配合使用，由一个单踏板脚踏控制。脚踏同时控制刀头内刃的转动及 ENDOMAT© LC 的吸引，实现进水出水连续灌流，并使得切割下的组织经中空的刨削刀头吸引排出体外。

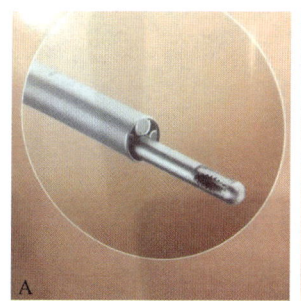
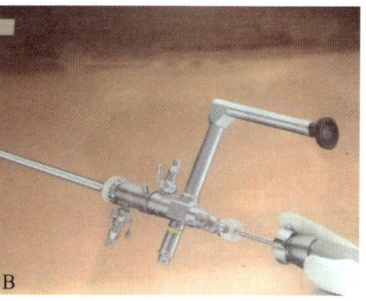

图 5-8　IBS 刨削系统

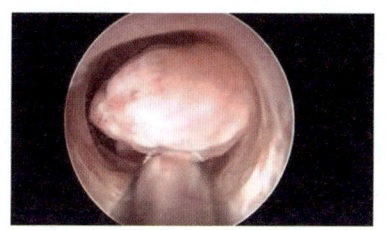

图 5-9　IBS 治疗子宫内膜息肉

87 | 新型宫腔镜刨削系统有手术禁忌证吗？

新型宫腔镜刨削系统有禁忌证，不适宜采用 IBS 系统手术的疾病主要为Ⅱ型子宫平滑肌瘤、难度大的子宫底部的肌瘤。

88 新型宫腔镜刨削系统有哪些手术适应证？

新型宫腔镜刨削系统的适应证包括以下3点。

（1）子宫腔息肉切除术：子宫腔息肉组织柔软，病变组织生长位于子宫腔内部，即使异常肥大的息肉均可使用IBS系统轻松直达病变组织基底部，实现完整切除。

（2）黏膜下肌瘤切除术：IBS系统适用于生长在子宫腔内部的肌瘤（0型）或大部分生长于子宫腔内、小部分生长于子宫肌层的肌瘤（Ⅰ型）。总体而言，刨削刀头的切割窗口必须完全贴合于待切除的病变组织处。肌瘤生长的部位及硬度是影响手术能否顺利实施切割的关键因素。

（3）残留胎盘切除术：IBS系统适用于对柔软的产后残留胎盘组织的切除。使用IBS系统行残留胎盘切除的巨大优势在于避免了能量器械（电切镜）对于产后仍然娇嫩的子宫的刺激及伤害。

（赵 一 赵 硕 李奇迅 马雪莲

张 奇 史小雨 李晶华）

第 6 章

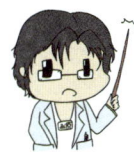

宫腔镜手术并发症

89 | 什么是阴道内镜技术?

1995 年,Bettocchi 和 Selvaggi 提出了一种新技术,称为阴道内镜或非接触技术(vaginoscopic approach or no-touch technique)(图 6-1)。这种阴道内镜技术无须置入观察子宫颈的阴道窥器和夹持子宫颈的子宫颈把持钳,不扩张子宫颈,不探测子宫腔长度。通过使用与扩张子宫腔所用的相同的压力,将子宫腔镜放置于阴道下段,注入膨宫液,便可以使阴道扩张。与扩张子宫不同的是,阴道的扩张不会引起疼痛。在直视下自阴道外口缓慢进入达阴道穹,仔细逐步检查阴道四壁、阴道穹及子宫颈。自阴道穹向上,越过子宫颈后唇,进入子宫颈外口,观察子宫颈管。然后经过子宫颈管,小心地将镜体尖端放置到子宫颈内口,进入子宫腔,顺序检视子宫腔全貌。患者可在极为放松的状态下接受检查,不仅可以防止医源性刺激所致患者生殖器官肌肉痉挛与精神紧张,使操作更易进行,同时能使患者疼痛明显减

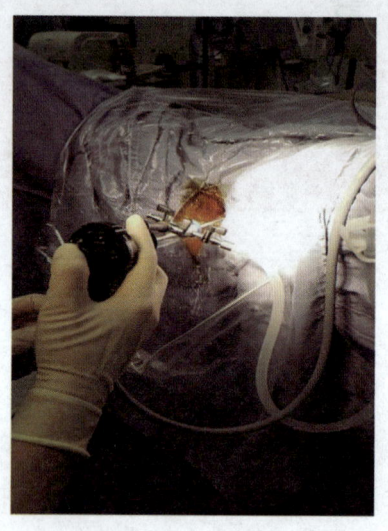

图 6-1 阴道内镜技术

轻,无须使用各种类型的术前用药、镇痛或麻醉。

90 阴道内镜技术的适用人群有哪些?

Bettocchi 和 Selvaggi 最初使用阴道内镜技术时,并没有对病例进行挑选,适应证与传统的宫腔镜相同。阴道内镜技术具有快速、安全、出血少、疼痛轻微、患者满意度高的优点,2011

年,英国皇家妇产科学院发布的宫腔镜操作指南中指出"阴道内镜技术应该成为门诊宫腔镜的标准技能。"

另外,阴道内镜无须使用窥器过度撑开阴道,因而不会拉伤处女膜和造成阴道壁的撕裂伤,膨宫介质可将阴道扩张并提供清晰的手术视野,尤其适合于幼女和未婚女性的病变检查,包括阴道异物(图6-2)、阴道子宫发育畸形、肿瘤。

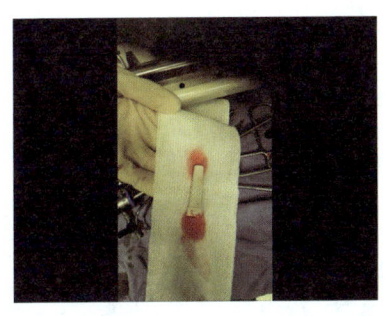

图6-2 阴道内镜下幼女阴道异物取出

阴道内镜技术因为没有阴道窥器的限制,能够使腔镜在子宫腔中有更大的活动范围。这特别适合某些特定的人群,如膝关节不能外展、弯曲的人,因呼吸道疾病不能仰卧的患者,肥胖患者,增大的或极度屈曲的子宫。另外,绝经后女性的阴道会萎缩变狭窄,子宫颈萎缩变平,使用窥器会引发患者明显的不适与疼痛,放置子宫颈钳操作困难,阴道内镜技术也更加适用。

91. 宫腔镜易出现并发症的高危因素有哪些？

宫腔镜易出现并发症的高危因素包括以下5点。

（1）患者自身的特点：子宫腺肌病，既往子宫手术史，子宫穿孔史；绝经等原因造成的子宫颈管狭窄或瘢痕，扩张困难；患有慢性病，如糖尿病。

（2）手术的特点：手术困难，时间长；手术类型多样（TCRA、TCRM、TCRS、TCRF）；手术部位在子宫角、子宫底、子宫峡部等。

（3）术者的经验与操作的熟练度：采取的子宫腔压力或电极功率过大，局部停留时间过长，切割过深。

（4）麻醉方式的选择不当：未依据手术的难易度、手术时间的长短、患者的身体情况及术者的手术特点选择最佳麻醉方案。

（5）术中和术后监护不够严密与周全：未进行术中超声或腹腔镜的监护，术中术后对于患者的精神、生命体征、腹痛及阴道出血的观察不到位，未考虑用药或其他措施预防并发症。

92 宫腔镜手术容易出现哪些并发症?

（1）近期并发症：子宫穿孔、继发的肠管损伤、膀胱损伤等脏器损伤；血管损伤造成的出血；低钠血症、经尿道前列腺切除综合征、空气栓塞、感染、心力衰竭、肺水肿、死亡。

（2）远期并发症：子宫腔粘连、积血、周期性腹痛、不孕、原疾病复发、部分宫腔镜子宫内膜电切术（transcervical resection of endometrium, TCRE）术后妊娠、输卵管绝育术后综合征（PASS）、恶变转移。

93 宫腔镜手术并发症如何预防?

（1）严格遵守医疗程序和规范，术前检查有无急性炎症，在手术过程中严格无菌操作，严格器械消毒以避免感染发生；排空注水管内气体，避免空气栓塞的发生等。

（2）加强宫腔镜手术医师规范的培训，使术者操作熟练并能尽早识别并发症的发生，术者扩张子宫颈宜轻柔，避免损伤子宫颈部和肌壁；应尽量小心避免对子宫肌壁切割过深，尤其是子宫肌壁间肌瘤和子宫腺肌病，以避免穿孔或出血的发生。

(3) 加强术中监护：①子宫腔压力尽量≤100 mmHg或<MAPs；②手术时间尽量<1小时；③控制灌流液差值1000～2000 ml；④注意观察患者的精神、生命体征、血氧分压，阴道出血量有无增加；⑤应用超声，必要时应用腹腔镜，能监护手术切割深度，能发现灌流液进入腹腔，见到大网膜、肠管的损伤，及早发现穿孔，诊断子宫腺肌病及治疗盆腔内病变；⑥对于高危手术可以监测血电解质、血糖及血气分析。

(4) 选择合适的麻醉方式：如手术困难，时间长，应选择硬膜外麻醉，利于观察患者神志有无淡漠等。手术过程中正压通气，避免过度头低臀高位，术后平车推送患者，防止空气栓塞。

(5) 术后的护理和综合管理：预防子宫腔粘连，术后放置IUD或交联透明质酸钠抗粘连药物等，并积极抗感染，人工周期等促进内膜创面修复。预防TCRP术后子宫内膜息肉复发，可以口服短效避孕药或放置曼月乐。TCRE/EA虽然术中充分破坏子宫底及子宫角部内膜，防止PASS综合征的发生，但是子宫内膜有惊人的再生能力，所以术后注意避免子宫腔粘连；此外，术后宫腔瘢痕、狭窄、子宫角受阻，妊娠概率极少，但不能替代绝育，术后宫内孕、宫外孕均有报道，所以仍要注意避孕，防止妊娠。

94. 宫腔镜术后并发症的处理方式如何？

(1) 子宫穿孔：出现以后应立即确定穿孔部位、范围，判断出血量及是否有其他脏器的损伤，根据具体情况制定处理方案。一般的方法有：①缩宫素；②腹腔镜缝合或电凝止血；③开腹探查。

(2) 出血：①应用促进子宫收缩药物，如米索前列醇等；②电凝止血；③球囊压迫止血；④子宫动脉栓塞；⑤如以上方法治疗无效，及时切除子宫。

(3) 经尿道前列腺切除综合征：以利尿，纠正急性左心衰、肺水肿，治疗低钠血症为原则。

高度可疑患者首先停止手术操作，给予高渗盐水（3%氯化钠溶液），配制的方法如下，10% 氯化钠溶液 10 ml 三支共 30 ml（含 Na^+ 1 g/10 ml）加入 0.9% 氯化钠溶液 100 ml（含 Na^+ 0.9 g/100 ml），混合配制后的 3% 氯化钠溶液组成成分（含 Na^+ 3.9 g/袋，130 ml/袋）。

补钠要点：忌快速、高浓度静脉补钠，我们的经验是 1 小时内输入 80~100 ml 的 3% 氯化钠溶液可即刻缓解症状；低钠血症的急性期，以每小时提高 1~2 mol/L 速度补充钠离子即可缓解症状；24 小时内血浆渗透压的增高不能超过 12 mOsm/L；动态监测血电解质和排尿量。通常不必使用高盐溶液纠正低钠血症，补充生理盐水极为有效；一般先给总量的1/3或1/2的量，使细胞外液的渗透压升高，细胞内的水分向细胞外转移，细胞功能恢复，观察半小时，根据神志、精神状况、血压、心肺功能及血钠水平，酌情输入剩余的高渗盐水；补钠量能够维持血钠水平在130 mol/L（轻度低钠）。

（4）空气栓塞：表现为呼气末二氧化碳分压（$PetCO_2$）下降、心率下降、血氧饱和度下降、心前区水轮音、咔嗒声、发绀、低血压、呼吸急速、心搏骤停等。治疗上应立即停止操作，改变头低臀高位，吸氧同时放置中心静脉导管，监测心肺动脉压，纠正心肺功能衰竭，大量0.9%氯化钠溶液促进血液循环，最后可进行高压氧舱治疗。

（5）感染：主要是针对病因治疗，通过药物敏感试验合理选用抗生素。

（6）子宫腔粘连：主要是积极促进子宫内膜修复，可以行粘连切开，注意预防感染，放置IUD或其他抗粘连药物等。

（7）子宫内膜去除-输卵管绝育术后综合征（PASS综合征）：主要发生在有绝育史的TCRE/EA术后，残存有功能内膜致经血逆流和输卵管积血。治疗方法主要有：①超声引导下子宫腔扩探；②开腹和（或）腹腔镜切除输卵管；③进行腹腔镜全子宫切除术（Lapros-copical hyterectomy，LH）或阴式全子宫切除术（total vaginal hysterectomy，TVH）。

（8）TCRE术后妊娠：由于子宫腔瘢痕、狭窄，增加了手术难度，可在B超监导下进行负压吸宫手术，剖宫取胚或子宫切除。

（9）复发：宫腔镜手术初次治疗失败和症状复发可行第二次手术，术后结合药物等治疗进行综合管理，预防再次复发。

95 什么是经尿道前列腺切除综合征？

宫腔镜手术中由于膨宫压力和灌流介质的作用，可致非电解质液体在短时间内大量进入机体，造成体液超负荷、血液稀释及血浆渗透压水平下降等一系列临床症状，又被称为"体液超负荷""水中毒"及"过度水化综合征"等，是宫腔镜手术中严重并发症之一。其发生率为0.1%~0.2%。由于这些表现与经尿道前列腺切除综合征类似。

96 经尿道前列腺切除综合征有哪些预防措施？

（1）宫腔镜手术预处理，包括药物性预处理及机械性预处理。药物预处理目的是使子宫内膜萎缩，肌瘤及子宫体积缩小，减少血管再生，进而减少术中出血，缩短手术时间，减少灌流液吸收量，降低并发症，机械性预处理的目的是薄化内膜厚度，提高手术的安全性。

（2）控制手术时间，如手术时间>1 h应酌情使用利尿药。

（3）控制膨宫压力<100 mmHg。

（4）记录膨宫液体的出入量，当出入量差值>1000ml时，应停止手术。

（5）监测电解质情况。

（6）不仅需关注膨宫液体的用量，也应密切关注静脉输液的量及速度。

（7）避免切除过多的肌层组织。

（8）使用双极电切，应用0.9%氯化钠溶液灌流的双极电切镜很大程度避免低钠血症的发生。

97 经尿道前列腺切除综合征有哪些监测措施？

（1）临床症状：如心率缓慢、脉压增大、血压下降、双肺闻及湿啰音等，可伴有精神症状如神志恍惚、表情淡漠、嗜睡、神经反射消失，甚至昏迷等。

（2）监测血电解质：血钠进行性下降是诊断依据；血钾不同程度降低。

（3）气道阻力在肺水肿时明显升高。

（4）尿量增加、尿比重降低（液体超负荷早期首先表现症状)。

(5) 血氧饱和度进行性下降。

(6) 血浆渗透压下降（正常 280~320 mmol/L）。

(7) 以5%葡萄糖溶液为灌流介质的宫腔镜手术，表现为血糖明显升高。

(8) 酸中毒、低氧血症的血气改变。

98 经尿道前列腺切除综合征有哪些治疗方法？

经尿道前列腺切除综合征的治疗原则包括：利尿，纠正低钠血症，处理急性左心衰竭、肺水肿和脑水肿，方法如下。

(1) 立即停止手术。

(2) 静脉注射呋塞米 40 mg，地塞米松 10 mg。

(3) 及时纠正电解质紊乱如低钠与低钾血症，同时纠正低氯、低钙及酸中毒等改变；如发生稀释性低钠血症，血钠离子浓度为 130~140 mmol/L，不需要治疗；术后血钠离子浓度下降至 120~130 mmol/L，应用利尿药治疗同时可补充生理盐水，若血清钠<120 mmol/L，应给予3%氯化钠溶液。

(4) 严格控制液体入量，监测中心静脉压。

(5) 如发生左心衰竭、肺水肿，应立即给予气管插管正压通气给氧，清除呼吸道内渗出液，保持呼吸道通畅，减轻肺水肿。

（6）监测体温，防止严重低体温发生。

（7）血糖升高者可静脉输注胰岛素纠正血糖水平。

特别注意的是补钠量与速度，补钠量按公式计算：所需补钠量（mmol）=［142－测出血钠值（mmol/L）］×52%×体重（kg）。补钠应注意：①先给总量的1/3或1/2；②切忌快速、高浓度静脉补钠，以免造成暂时性脑内低渗透压状态，使脑组织间的液体转移到血管内，引起脑组织脱水，导致大脑损伤；③高渗氯化钠液易刺激局部静脉内膜，引起静脉炎。

99 什么是空气栓塞？

空气栓塞即空气通过损伤的血管进入循环系统的过程，根据进入血管的不同分为静脉空气栓塞和动脉空气栓塞。宫腔镜手术破坏子宫静脉窦，较易形成静脉空气栓塞。

静脉空气栓塞（图6-3）形成的先决条件是手术部位与右心房之间形成的静脉压力差。不同手术部位对气体栓塞的发生有决定性的影响。心脏在静脉循环系统中充当泵的作用，将上下腔静脉血抽吸到右心房，其抽吸力均指向右心房。宫腔镜手术多采用膀胱截石位，为方便操作同时采用头低足高位，足部静水压、静脉压均低于心脏平面，所以当子宫静脉结构遭到破坏时，可能导致空气在压力作用下进入循环系统。

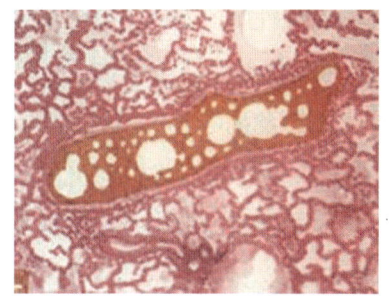

图 6-3 空气栓塞在显微镜下表现

100 空气栓塞有哪些诊断方法？

(1) 空气栓塞的临床表现 多数患者起病急骤，突然出现烦躁不安，极度恐惧，呼吸困难，发绀，剧烈的胸、背部疼痛，心前区压迫感，并迅速陷入严重休克状态。体检时，患者的脉搏细弱、甚至触不到；血压下降，甚至难以测出；瞳孔散大、心律失常，于心前区可以听到从滴嗒声至典型的收缩期粗糙磨轮样杂音；有时在颈静脉上，可感到血管内气泡在手指下移动。

如果发病时患者处于头高位，则有可能引起脑血管空气栓塞。此时，患者可出现强直性或阵发性抽搐，意识丧失，或有头痛、头晕、恶心，继而呼吸困难、呼吸微弱，发绀、双目失明、肢体瘫痪或抽搐，最后进入休克。

（2）心电图可出现急性肺心病的心电图改变，包括出现肺性P波，右束支传导阻滞、右心劳损等征象。

（3）中心静脉压测定及抽吸空气气栓时测定中心静脉压则升高，并可能抽吸到空气，后者具有确诊意义。

（4）心腔穿刺行右心室腔穿刺时，心脏抽得的血液呈泡沫状。必须指出，心腔穿刺必须小心从事，一般情况下不宜采用，但在心搏停止的抢救中可以采用。

（赵 一 赵 硕 李奇迅 马雪莲
张 奇 史小雨 李晶华）